医師主導治験
START BOOK

編 集

昭和大学 教授／研究推進室 室長
内田英二

著 者

九州大学 ARO 次世代医療センター
須崎友紀

エイツーヘルスケア株式会社
川村芳江

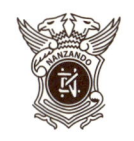

南山堂

序

　今まで，医薬品の開発はそれを生業とする企業（製薬企業）がシーズの発見から，非臨床試験，臨床試験（治験）を実施して承認申請し製造・販売してきた．治験の実施は1997年に出された厚生省令第28号（医薬品の臨床試験の実施の基準に関する省令）に基づいて実施されている．2003年に省令の一部改正が行われ医師主導治験の規定の整備がなされたことにより，医薬品の開発に医師が治験依頼者の立場（自ら治験を実施しようとする者）で直接関与できるようになった．

　近年，製薬企業が開発経費や営業利益の観点から承認申請を控えていた医薬品に関して，医師主導型の治験を実施しその結果を製薬企業が承認申請に使用する形が増えている．これらの多くは，既に別の効能効果によって承認され医療現場で使用されている医薬品の適応拡大を目的としたり，海外で製造・販売されている医薬品に関して日本で承認を取得する場合などである．特に，小児の疾患や難病に対する医薬品は罹患する人の数が限られており，企業の販売利益の観点からは敬遠されていた領域（セラピューティックオーファン）であった．

　医師や患者及びその家族にとっては，少しでもよい治療法が選択できる社会環境が望ましいことであり，その治療法が公（国）に認められたものであることはさらに望ましいことである．患者にとっては医薬品・医療機器へのアクセスのしやすさや保険償還による経費負担の軽減も期待されることであり，医師にとっては適応外使用ではなく堂々とジュネーブ宣言の1節である「私は，良心と尊厳をもって私の専門職を実践する」ことができる．

　本書は，医師主導治験のマネジメントを数多く実施した二人の著者が，医師主導治験の企画・立案・実施・報告を成功させるために現場が理解しておくべきことをわかりやすくまとめたものである．省令ガイダンスやガイドラインだけからは得られない知見がそこかしこにあり，医師主導治験に係わる人にとって大変参考になる書である．

2015年11月

昭和大学 教授／研究推進室 室長
内田英二

CONTENTS

1 「医師主導治験」とは

- 「治験」と「臨床試験」と「臨床研究」の違い ……………………………………… 2
  - 1 治験とは 3
  - 2 医師主導治験と企業治験の違い 4
  - 3 医師主導治験 5
- 治験に関する規制 ………………………………………………………………… 10
  - 1 ヘルシンキ宣言 10
  - 2 医薬品，医療機器等の品質，有効性及び安全性の確保等に関する法律 10
  - 3 ICHガイドライン 11
  - 4 GCP 11

2 非臨床試験を知ろう！

- 医薬品開発に必要な非臨床試験 ………………………………………………… 18
- 薬理学的試験 ……………………………………………………………………… 20
- 薬物動態試験 ……………………………………………………………………… 21
- 毒性試験 …………………………………………………………………………… 22
  - 1 一般毒性試験（単回投与毒性試験，反復投与毒性試験） 22
  - 2 特殊毒性試験 22
  - 3 製剤の品質安定性試験 23

3 医師主導治験をはじめる前に

- 臨床試験の種類 …………………………………………………………………… 28
- 開発戦略の立案 …………………………………………………………………… 29
- 試験計画の確認 …………………………………………………………………… 30
- 治験実施医療機関の実施体制の確認 …………………………………………… 32

CONTENTS

4 医師主導治験の準備から承認までのプロセスの確認

- 医師主導治験の準備から承認までの業務 …… 36
- 外部委託業者(CRO)への業務の委託 …… 38

5 医師主導治験の準備をしよう

- 医師主導治験の準備に関する業務 …… 42
- 治験調整医師・治験調整委員会が行うべき治験の準備 …… 44
  1. 治験実施のための資金確保　44
  2. 非臨床試験の実施状況の確認　45
  3. 薬事戦略相談(個別面談・事前面談・対面助言)　47
  4. 治験薬の製造・入手　50
- 実施体制の構築(CROとの契約含む) …… 52
  1. 自ら治験を実施しようとする者・自ら治験を実施する者　53
  2. 治験調整医師・治験調整委員会　53
  3. 治験調整事務局　55
  4. 治験薬提供者　56
  5. モニタリング　56
  6. 監査　59
  7. 症例登録と割付　60
  8. データマネジメント　60
  9. 統計解析担当者(生物統計家)　62
  10. メディカルライティング担当者　62
  11. 効果安全性評価委員会　63
  12. 中央判定委員会　64
- 業務手順書の作成 …… 65
- 治験実施計画書の作成 …… 66
- 治験薬概要書の作成 …… 68
- 補償・賠償保険への加入 …… 69
- 説明文書・同意文書(雛形)の作成 …… 71
- 治験実施申請書に添付するその他資料(雛形)の作成 …… 72
- 臨床試験の登録 …… 73
- 利益相反(COI)状況の確認 …… 75
- 治験審査委員会(IRB)への申請準備 …… 76
- 治験計画届書の作成及びPMDAへの提出 …… 77
- 治験薬・治験資材の搬入 …… 80
- 臨床検査等の精度管理 …… 81

6 医師主導治験の管理（実施）

- 医師主導治験実施の管理に関する業務 …………………………… 86
- 治験実施医療機関の実施体制 …………………………………………… 88
    1. 治験責任医師　88
    2. CRC　90
    3. 治験事務局・IRB 事務局　93
    4. 治験審査委員会（IRB）　93
    5. その他支援体制　99
- スタートアップミーティング …………………………………………… 102

7 安全性情報の収集は？

- 重篤な有害事象の発生時 …………………………………………………… 106
- 治験安全性最新報告（DSUR）の作成 ………………………………… 107

8 治験終了から承認申請

- 治験終了届 ………………………………………………………………………… 110
- 文書または書類の保管 …………………………………………………… 111
- 統計解析 …………………………………………………………………………… 113
- 総括報告書の作成 …………………………………………………………… 114
- 申請資料作成と承認申請 ………………………………………………… 115
- 医師主導治験が終了したら …………………………………………… 116

COLUMN

1. 再生医療等の安全性の確保等に関する法律 …………………… 14
2. 原薬の輸入手続きが必要な場合 ……………………………………… 51
3. 保険外併用療養費制度 ……………………………………………………… 100
4. 被験者の負担軽減費 ………………………………………………………… 101
5. CDISC ……………………………………………………………………………… 116

索引 ……………………………………………………………………………………… 119

1

「医師主導治験」とは

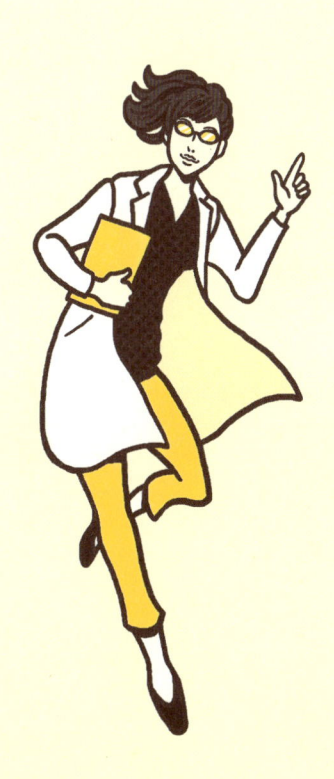

「治験」と「臨床試験」と「臨床研究」の違い（図1）

○ **治験**
　医薬品等の承認申請を目的として実施する臨床試験です．「医薬品，医療機器等の品質，有効性及び安全性の確保等に関する法律」「医薬品の臨床試験の実施の基準に関する省令医薬品GCP (Good Clinical Practice) 省令，以下GCP省令」を遵守しておこないます．

○ **臨床試験**
　治験，製造販売後臨床試験，臨床研究など，介入を伴う臨床研究の総称です．製造販売後臨床試験は，GCP省令，GPSP省令を遵守して行います．自主臨床研究は，「人を対象とする医学系研究に関する倫理指針」を遵守して行います．

○ **臨床研究**
　介入研究，観察研究，疫学研究，製造販売後臨床研究などの人を対象として実施する全ての研究です．観察研究や疫学研究などは「人を対象とする医学系研究に関する倫理指針」を遵守しておこないます．医薬品が承認された後に行われる市販後調査も臨床研究の一つです．

○ **市販後調査（製造販売後調査・製造販売後臨床試験）**
　薬が承認された後，治療的使用による薬の効果と副作用に関する医薬品製造業者による調査で，市販前（治験）では得られなかった有効性や安全性の情報や医薬品の適正使用についての情報の収集，提供を目的として行われます．

　市販後調査は，製造販売後調査と製造販売後臨床試験に大別できます．製造販売後調査は，観察研究として行う「使用成績調査」及び「特定使用成績調査」と介入研究として行う「製造販売後臨床試験」に分かれます．「使用成績調査」及び「特定使用成績調査」は，GPSP (Good Post-marketing Study Practice) 省令（医薬品製造販売後調査・試験の実施の基準）を遵守して行われます．「製造販売後臨床試験」は，GCP省令，GPSP省令を遵守して行われます．

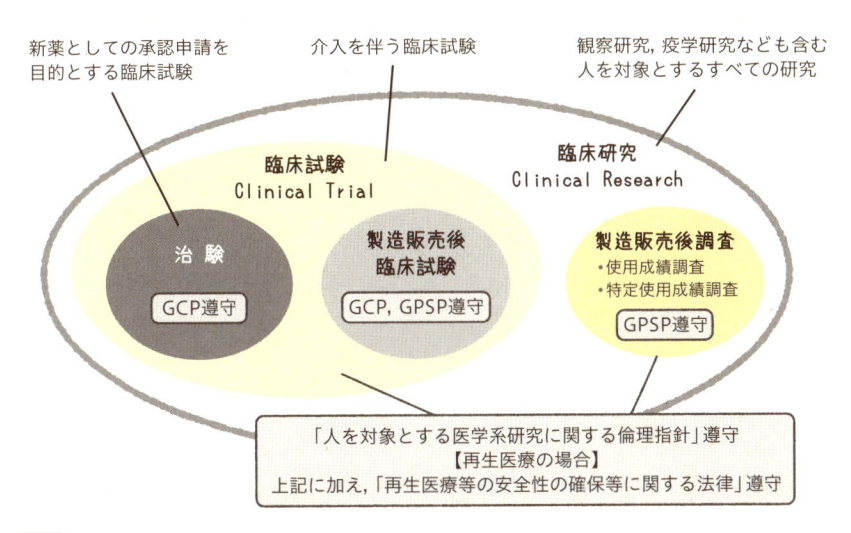

図1 治験・臨床試験・臨床研究の違い

図中:
- 新薬としての承認申請を目的とする臨床試験
- 介入を伴う臨床試験
- 観察研究, 疫学研究なども含む人を対象とするすべての研究
- 臨床試験 Clinical Trial
- 臨床研究 Clinical Research
- 治験（GCP遵守）
- 製造販売後臨床試験（GCP, GPSP遵守）
- 製造販売後調査・使用成績調査・特定使用成績調査（GPSP遵守）
- 「人を対象とする医学系研究に関する倫理指針」遵守
  【再生医療の場合】
  上記に加え,「再生医療等の安全性の確保等に関する法律」遵守

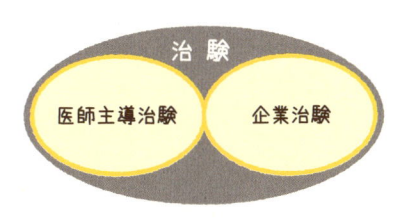

図2 企業治験と医師主導治験

図中: 治験／医師主導治験／企業治験

1 治験とは

　承認申請の際に提出すべき臨床試験データの収集を目指す「臨床試験」を「治験」といいます．「治験」には製薬企業が治験を行う「企業治験」と医師自らが治験を行う「医師主導治験」があります（**図2**）．この本は,「医師主導治験」について説明します．企業治験, 医師主導治験ともに, 治験はGCP省令（以下GCPとする）を遵守して行います．

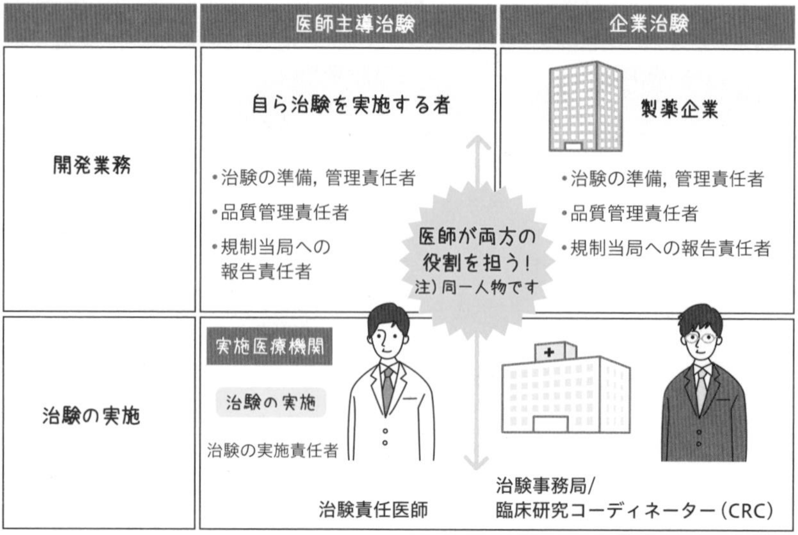

	医師主導治験	企業治験
開発業務	自ら治験を実施する者 ・治験の準備, 管理責任者 ・品質管理責任者 ・規制当局への報告責任者	製薬企業 ・治験の準備, 管理責任者 ・品質管理責任者 ・規制当局への報告責任者
治験の実施	実施医療機関 治験の実施 治験の実施責任者 治験責任医師	治験事務局/ 臨床研究コーディネーター(CRC)

医師が両方の役割を担う！
注）同一人物です

図3 医師主導治験と企業治験の違い

2 医師主導治験と企業治験の違い（図3）

　治験実施医療機関で一般的に実施している治験は，「企業治験」です．企業治験は，製薬企業が開発戦略に従って治験の計画を立て準備をし，医療機関に治験の実施を依頼し医療機関と契約を締結することによって実施されます．製薬企業が行っている治験の計画や治験の準備に関するさまざまな業務には，治験実施医療機関は関与しません．治験実施医療機関は，企業治験で製薬企業が行っている治験実施に関するさまざまな業務を含めた治験の開発業務全体を理解していなくても治験を実施することが可能かもしれません．

　医師主導治験では，企業治験で製薬企業が行っている「治験の準備」及び「管理に関する業務」を含めた，治験を実施するために必要な業務の全てを「自ら治験を実施しようとする者（医師主導治験を実施しようとする医師又は歯科医師）」が行わなければなりません（通常，「自ら治験を実施しようとする者」は治験実施医療機関では「治験責任医師」になります）．すなわち，自ら治験を実施しようとする医師又は歯科医師が，医薬品等の開発責任者となります．

自ら治験を実施しようとする者は，「治験の準備，管理責任者」であると共に，「治験の品質管理責任者」「規制当局への報告責任者」として「治験」の開発業務の責任を担い，治験責任医師として「治験の実施責任者」としての責任も担わなければなりません．すなわち，自ら治験を実施しようとする者は，実施しようとする医師主導治験の「治験すべての業務の責任者」となります．

　医師主導治験を実施しようとする医師又は歯科医師には，対象領域に関する専門的な知識があることはもちろんのこと，臨床試験についてだけではなく規制も含む治験全体・開発全体に関する知識と理解があり，医師主導臨床研究や企業治験など，臨床試験の経験が豊富な医師であることが求められます．医師主導治験は，治験実施医療機関として治験を受託する企業治験とは比較にならないくらいたくさんの作業量があります．日常業務において時間的余裕がある医師でなければ実施は困難です．自ら治験を実施しようとする者は，医薬品医療機器総合機構（PMDA）に治験計画届書を提出した後は「自ら治験を実施する者」となります）．

3　医師主導治験

　医師主導治験といっても，1つの医療機関で行う場合と，複数の医療機関で行う場合とでは，実施体制が異なります．単施設で医師主導治験を行う場合は，「自ら治験を実施する者」は一人となり，治験実施医療機関間の調整を行うような業務は発生せず，代表して治験の計画をPMDAに届け出る「届出代表者」や「治験調整医師」は必要ないため，存在しません．

　多施設共同医師主導治験の場合は，各治験実施医療機関に「自ら治験を実施しようとする者」が存在します．「自ら治験を実施する者」が「治験調整委員会」もしくは「治験調整医師」に調整業務を委嘱することで，「治験調整委員会」もしくは「治験調整医師」が「自ら治験を実施する者」の代表として委嘱された業務を行います．「治験調整医師」へ業務を委嘱しない場合は，「自ら治験を実施する者」それぞれが，治験計画届書を提出し，実施体制を構築しなければなりません．各治験実施医療機関の「自ら治験を実施する者」が治験実施医療機関における医師主導治験の全ての業務の実施責任者となり，「治験調整医師」もしくは「治験調整委員会」が各治験実施医療機関や関係者の調整を取りながら治験全体を実施していきます．したがって，多施設共同医師主導治験の場合の「自ら治験を実施する

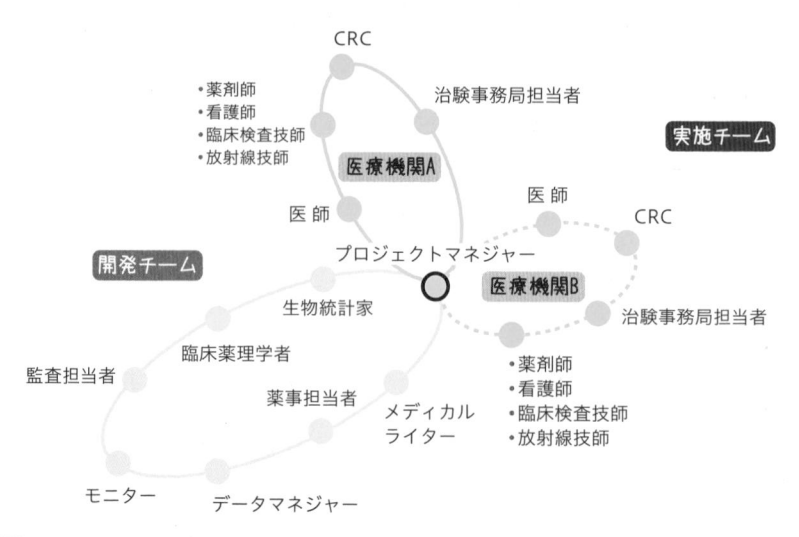

図の構成要素:
- CRC
- 薬剤師／看護師／臨床検査技師／放射線技師
- 治験事務局担当者
- 医療機関A
- 医師
- 実施チーム
- 開発チーム
- プロジェクトマネジャー
- 生物統計家
- 医療機関B
- 治験事務局担当者
- 監査担当者
- 臨床薬理学者
- 薬事担当者
- メディカルライター
- 薬剤師／看護師／臨床検査技師／放射線技師
- モニター
- データマネジャー

図4 治験におけるプロジェクトマネジャーの位置づけ

者」は，治験調整医師や治験調整委員会と積極的に情報共有や意見交換をすることが求められます．

また，多施設共同医師主導治験の場合は，治験調整委員会や治験調整医師を事務的に支援するために「治験調整事務局」を置き，治験を円滑に実施するためにプロジェクトマネジメント体制を敷くことが一般的です（**図4**）．「治験調整事務局」の役割は，薬事規制や治験実施に関する専門的な知識をもったスタッフが治験調整委員会や治験調整医師を補佐し医師主導治験全体の支援を行うことです．多施設共同医師主導治験で治験調整事務局を設置しない（治験調整医師が調整事務局の業務もすべて行う）場合は，治験調整医師が治験業務に専念できる場合に限られます．治験調整事務局を設置していない医師主導治験の場合，一緒に治験を実施する他施設からの実施体制に関する疑問・質問を直接治験調整医師に尋ねることが憚られる場合もあるため，治験調整医師が「裸の王様」となってしまうこともあり得ます．実施体制については，第三者の意見もきちんと取り入れることができるような体制を構築するとよいでしょう．

「自ら治験を実施する者」の中には，「治験調整事務局」が「製薬企業」と同じ役割を担っている」と誤って認識し，治験調整事務局が治験の準備や治験の管理の

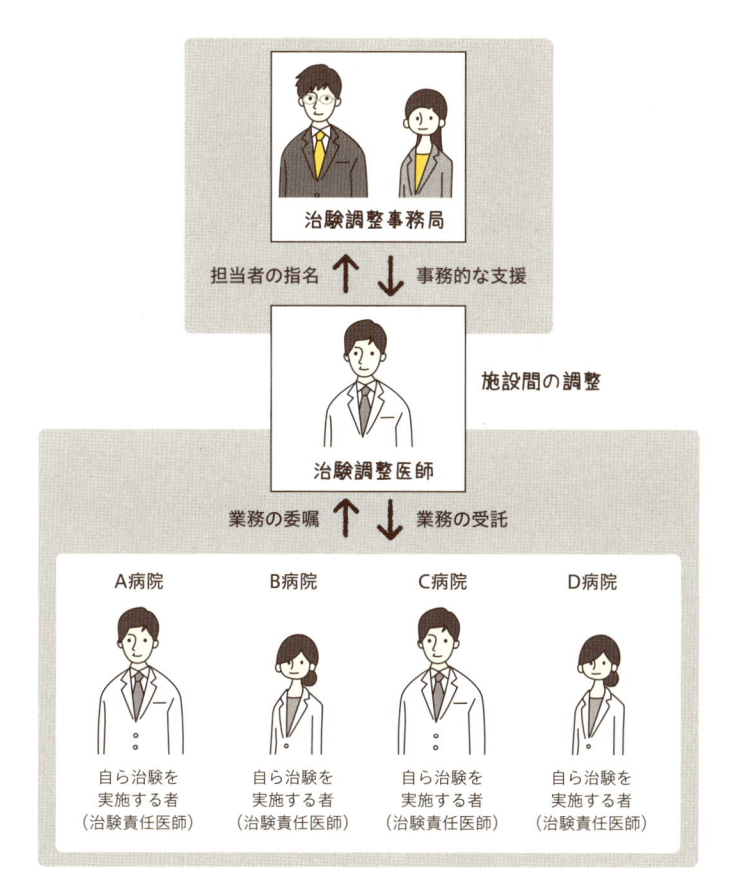

図5 多施設共同医師主導治験における自ら治験を実施する者と治験調整医師，治験調整事務局との関係

全ての業務を行ってくれると考えている場合があります（**図5**）．

　医師主導治験では，企業治験で製薬企業が行っている業務は全て「自ら治験を実施する者」が行わなければなりません．「企業治験」で「製薬企業」が担っている役割と同じ役割をするのは，医師主導治験では治験調整事務局ではなく「自ら治験を実施する者」と「治験調整医師もしくは治験調整委員会」です．「治験調整医師もしくは治験調整委員会」と「自ら治験を実施する者」は全ての業務の責任者となるため，医師主導治験を実施しようとする医師には覚悟が必要です（**図6**）．

7

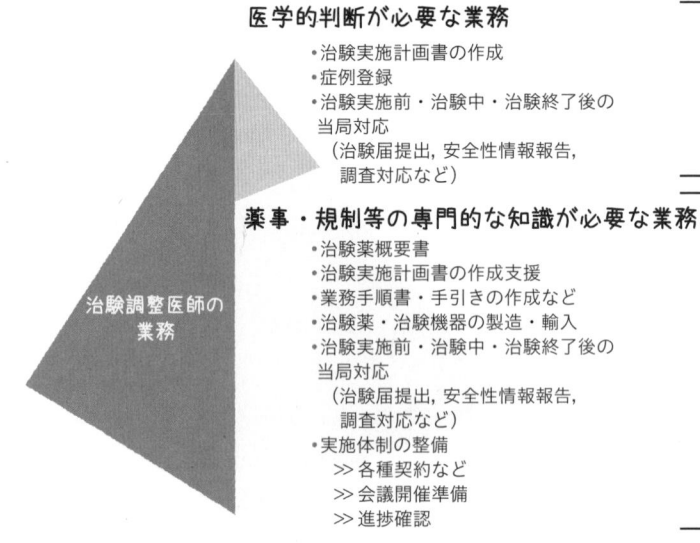

```
                 医学的判断が必要な業務
                 ・治験実施計画書の作成        ┐
                 ・症例登録                    │ 医師自らが
                 ・治験実施前・治験中・治験終了後の │ 実施しなければ
                   当局対応                    │ ならない業務
                   （治験届提出，安全性情報報告， │
                    調査対応など）             ┘

                 薬事・規制等の専門的な知識が必要な業務
                 ・治験薬概要書
                 ・治験実施計画書の作成支援
                 ・業務手順書・手引きの作成など
   治験調整医師の  ・治験薬・治験機器の製造・輸入
      業務        ・治験実施前・治験中・治験終了後の    医師の指示のもと
                   当局対応                           支援できる業務
                   （治験届提出，安全性情報報告，
                    調査対応など）
                 ・実施体制の整備
                     ≫ 各種契約など
                     ≫ 会議開催準備
                     ≫ 進捗確認
```

図6 治験調整医師の業務のうち治験調整事務局が支援可能な業務

「治験」を実施している医師が，「忙しいからできない」「治験のことはよくわからない」というようなことをいっていることを聞くことがあります．「GCP第42条 治験責任医師の要件」では，治験責任医師は①教育・訓練及び経験によって治験を適正に実施し得る者（治験責任医師はGCPを熟知し，これを遵守すること），②治験薬の適切な使用法に精通していること，③治験を行うのに必要な時間的余裕を有すること，となっています〔p.85，第6章 医師主導治験の管理（実施）〕．治験業務を理解できていない医師，時間的余裕のない医師はGCP上，「企業治験」はもとより「医師主導治験」を実施することができないことになっているので注意しましょう．

医師主導治験は，非常に多くの業務量があるため，自ら治験を実施しようとする医師に時間的余裕があるとともに，「治験を実施したいという強い意思」があることが重要です．

また，「医師主導治験」は医師主導臨床研究とは異なり，「承認申請を目指す医薬品・医療機器等」が対象となる臨床試験です．承認申請を目的とせず論文や学

会発表を目指す臨床試験であれば，敢えて「医師主導治験」を行う必要はありません．
　さらに，自ら治験を実施した「医師」が承認申請を行うことはできないため，最終的には「製薬企業」が承認申請作業を行う必要があります．したがって，「医師主導治験」を行う場合には，事前に承認申請を行う「製薬企業」を見つけて協力を仰いでおくことも重要です．

治験に関する規制

1 ヘルシンキ宣言

　1964年フィンランドの首都ヘルシンキにおいて開かれた世界医師会で採択された「人を対象とする医学研究の倫理的原則」を「ヘルシンキ宣言」といいます．1964年以降，世界医師会において，何度か修正・追加等の改訂が行われています．最近では，2013年にブラジルのフォルタレザで行われた世界医師会の総会で大幅な改訂が行われました．

　ヘルシンキ宣言は，世界医師会が人を対象とする医学研究に携わる医師に対して表明した倫理の基本原則ですが，臨床研究に携わる者すべての倫理の基礎となるべきものです．「被験者の利益・権利の尊重」「被験者の自発的・自由意思による参加」「インフォームド・コンセントの取得」「倫理審査委員会の設置と研究計画の科学的・倫理的妥当性の審査」等，臨床研究についての基本的な考え方が定められており，臨床研究に関する指針やガイドライン，ガイダンス，GCPに至るまで，全てヘルシンキ宣言の精神に基づいています．

2 医薬品，医療機器等の品質，有効性及び安全性の確保等に関する法律

　「薬事法等の一部を改正する法律(2014年11月25日，平成25年法律第84号)の施行により，それまでは「薬事法」と呼ばれていたものが，「医薬品，医療機器等の品質，有効性及び安全性の確保等に関する法律(医薬品医療機器等法)」へ改称されました．日本における医薬品，医薬部外品，化粧品，医療機器及び再生医療等製品の品質，有効性及び安全性の確保及び医療上特にその必要性が高い医薬品や医療機器の研究開発の促進のために，製造・表示・販売・流通・広告などについて細かく定めた法律です．この法律の下にGCPが施行されています．

3 ICHガイドライン

ICH (International Conference on Harmonisation of Technical Requirements for Registration of Pharmaceuticals for Human Use, 日米EU医薬品規制調和国際会議) によって制定された新薬の承認審査に関する日本・アメリカ・EU統一のガイドラインです．ICHガイドラインは，医薬品の品質・安全性・有効性・複合領域の分野ごとに作成されています．

医薬品の品質に関するガイドラインはICH-Q1～Q12，医薬品の安全性，非臨床に関するガイドラインはICH-S1～S11，医薬品の有効性（臨床）に関するガイドラインはICH-E1～E18，医薬品の複合領域（品質・安全性・有効性の複数領域）に関するガイドラインはICH-M1～M8として作成されています．

医師主導治験を実施する場合，これらのガイドラインを参考にして実施計画を立案することが必要です．

4 GCP

臨床試験の実施に関する基準をGCP (Good Clinical Practice) といいます．日本国内で使用されているGCPは，「GCP」もしくは「J-GCP」ともいわれています（図7）．治験を倫理的かつ科学的に実施し，その信頼性を確保するための基準です．GCPでは，治験を依頼する者，治験を自ら実施しようとする者（医師主導治験）による「治験の準備に関する基準」及び「治験の管理に関する基準」，治験を実施する医療機関が行うべき「治験を行う基準」などが定められています．具体的には，治験に関する計画，実施，モニタリング，監査，記録，解析及び報告等に関する遵守事項が記載されています（図8）．

日本国内で医薬品の承認申請資料に用いるための臨床試験（治験）を実施する際には「医薬品の臨床試験の実施の基準に関する省令（医薬品GCP），医療機器治験を実施する際には「医療機器の臨床試験の実施の基準に関する省令（医療機器GCP）」，再生医療等製品の治験を実施する際には「再生医療等製品の臨床試験の実施の基準に関する省令（再生医療等製品GCP）」を遵守して実施しなければなりません．

GCPは，「医薬品，医療機器等の品質，有効性及び安全性の確保等に関する法

GCP（目次）

第一章　総則
第1条　趣旨
第2条　定義
第3条　承認審査資料の基準

第二章　治験の準備に関する基準
＜第一節　治験の依頼をしようとする者による治験の準備に関する基準＞ **治験の準備**
第4条　業務手順書等
第5条　毒性試験等の実施
第6条　医療機関等の選定
第7条　治験実施計画書
第8条　治験薬概要書
第9条　説明文書の作成の依頼
第10条　実施医療機関の長への文書の事前提出
第11条　治験薬の事前交付の禁止
第12条　業務の委託
第13条　治験の契約
第14条　被験者に対する補償措置
第15条　治験国内管理人
＜第二節　自ら治験を実施しようとする者による治験の準備に関する基準＞
第15条の2〜第15条の9

第三章　治験の管理に関する基準
＜第一節　治験依頼者による治験の管理に関する基準＞ **治験の管理**
第16条　治験薬の管理
第17条　治験薬の交付
第18条　委嘱の文書の作成
第19条　効果安全性評価委員会の設置
第20条　副作用情報等
第21条　モニタリングの実施
第22条　モニターの責務
第23条　監査
第24条　治験の中止等
第25条　総括報告書
第26条　記録の保存等
＜第二節　自ら治験を実施する者による治験の管理に関する基準＞
第26条の2〜第26条の12

第四章　治験を行う基準　**IRB関連**
＜第一節　治験審査委員会＞
第27条　治験審査委員会の設置
第28条　治験審査委員会の構成等
第29条　治験審査委員会の会議
第30条　治験審査委員会の審査
第31条　継続審査等
第32条　治験審査委員会の責務
第33条　治験審査委員会の意見
第34条　記録の保存

＜第二節　実施医療機関＞
第35条　実施医療機関の要件
第36条　実施医療機関の長
第37条　モニタリング等への協力
第38条　治験事務局
第39条　治験薬の管理
第39条の2　業務の委託等
第40条　治験の中止等　**医療機関の業務**
第41条　記録の保存

＜第三節　治験責任医師＞　**治験責任医師の業務**
第42条　治験責任医師の要件
第43条　治験分担医師等
第44条　被験者となるべき者の選定
第45条　被験者に対する責務
第46条　治験実施計画書からの逸脱
第47条　症例報告書
第48条　治験中の副作用等報告
第49条　治験の中止等

＜第四節　被験者の同意＞　**被験者の人権の保護**
第50条　文書による説明と同意の取得
第51条　説明文書
第52条　同意文書等への署名等
第53条　同意文書の交付
第54条　被験者の意思に影響を与える情報が得られた場合
第55条　緊急状況下における救命的治療

第五章　再審査等の資料の基準
第56条　再審査等の資料の基準

第六章　治験の依頼等の基準
第57条　法第80条の2第1項の厚生労働省令で定める基準
第58条　法第80条の2第4項の厚生労働省令で定める基準
第59条　法第80条の2第5項の厚生労働省令で定める基準

附則

図7　医薬品の臨床試験の実施の基準に関する省令（医薬品GCP）（目次）

第二章　治験の準備に関する基準 ＜第二節　自ら治験を実施しようとする者による治験の準備に関する基準＞ 第15条の2　業務手順書等 第15条の3　毒性試験等の実施 第15条の4　治験実施計画書 第15条の5　治験薬概要書 第15条の6　説明文書の作成 第15条の7　実施医療機関の長への文書の事前提出等 第15条の8　業務の委託 第15条の9　被験者に対する補償措置　　治験の準備	第三章　治験の管理に関する基準 ＜第二節　自ら治験を実施する者による治験の管理に関する基準＞ 第26条の2　治験薬の管理 第26条の3　治験薬の品質の確保 第26条の4　委嘱の文書の作成 第26条の5　効果安全性評価委員会の設置 第26条の6　副作用情報等 第26条の7　モニタリングの実施 第26条の8　モニターの責務 第26条の9　監査 第26条の10　治験の中止等 第26条の11　総括報告書 第26条の12　記録の保存等　　治験の管理

図8 医薬品の臨床試験の実施の基準（GCP）の医師主導治験における医師主導治験の記載

律」に基づく国内規制ですが，そもそも「ICH E6 ガイドライン（ICH-E6（R1））」に基づいて作成しているため，国際的な整合性にも配慮されています．ICH-GCPと呼ばれているものは，「ICH E6（R1）ガイドライン」を指します．

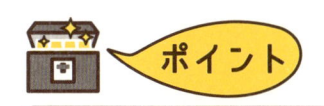

ポイント

- 医師主導治験における「自ら治験を実施する者」は治験準備，管理の総責任者です．
- 製造販売後臨床試験は，市販後の臨床試験ですが，GCP及びGPSPを遵守して実施しなければなりません．
- 先進医療は，治験ではなく臨床研究となるため，「人を対象とする医学系研究に関する倫理指針」にしたがって実施します．
- 「再生医療等の安全性の確保等に関する法律」は，臨床研究を対象とした法律となるため，治験には適応されません．
- 再生医療の治験を実施する場合はGCPを遵守して行います．

COLUMN ❶ 再生医療等の安全性の確保等に関する法律

　安全な再生医療を迅速かつ円滑に行うために平成26年11月25日より施行された法律です．この法律を遵守しなければならないのは，再生医療を行う自由診療と臨床研究となり，製造販売承認を目的とした再生医療の場合は，「医薬品，医療機器等の品質，有効性及び安全性の確保等に関する法律」の対象となります．したがって，再生医療等の治験の場合はGCPを遵守して実施します．

　迅速性の観点から，細胞培養加工が医療機関のみならず企業への外部委託も可能になりました．

　安全性の観点からは，人の生命及び健康に与える影響の程度に応じて「第一種再生医療等」「第二種再生医療等」「第三種再生医療等」の3つに分類され，三段階の提供基準と計画の届出等の手続き，細胞培養加工施設の基準と許可等の手続きを定めています．

関連通知・ガイドライン等参考資料

- ヘルシンキ宣言（日本医師会ホームページ）　　　http://www.med.or.jp/wma/helsinki.html
- 医薬品，医療機器等の品質，有効性及び安全性の確保等に関する法律
  （昭和35年8月10日）（法律第145号）
- 薬事法等の一部を改正する法律の施行に伴う関係政令の整備等及び経過措置に関する政令
  （平成26年7月30日）（政令第269号）
- ICHガイドライン（PMDAホームページ）
  http://www.pmda.go.jp/int-activities/int-harmony/ich/0070.html

医薬品

- 医薬品の臨床試験の実施に関する基準について　　　平成元年10月2日 薬発第874号
- 自ら治験を実施する者による医薬品の臨床試験の実施の基準に関するQ&Aについて
  平成17年10月25日 事務連絡
- ゲノム薬理学を利用した治験について　　　平成20年9月30日 薬食審査発0930007号
- 薬事法施行規則等の一部を改正する省令の施行について　　　平成24年12月28日 薬食発1228第1号
- 「医薬品の臨床試験の実施の基準に関する省令」のガイダンスについて
  平成24年12月28日 薬食審査発1228第7号
- 「「医薬品の臨床試験の実施の基準に関する省令」のガイダンスについて」の一部改正等について
  平成25年4月4日 薬食審査発04040第4号

医療機器

- 医療用具の臨床試験の実施に関する基準について　　　平成4年7月1日 薬発第615号
- 医療用具の臨床試験の実施に関する基準適用臨床試験成績に添付すべき資料について
  平成4年7月1日 薬機第152号
- 医療機器の治験に係る文書又は記録について　　　平成20年11月21日 薬食機発第1121001号
  平成25年7月30日 事務連絡
- 「医療機器の臨床試験の実施の基準に関する省令」のガイダンスについて
  平成25年2月8日 薬食機発0208第1号
- 薬事法施行規則及び医療機器の臨床試験の実施の基準に関する省令の一部を改正する省令の施行について　　　平成25年2月8日 薬食発0208第4号
- 「「医療機器の臨床試験の実施の基準に関する省令」のガイダンスについて」の一部改正等について
  平成25年4月4日 薬食機発0404第1号

再生医療等製品

- 再生医療等製品の臨床試験の実施の基準に関する省令　　　平成26年7月30日 厚生労働省令第89号
- 再生医療等製品の臨床試験の実施の基準に関する省令の施行について
  平成26年8月12日 薬食発0812第16号
- 再生医療等製品の安全性に関する非臨床試験の実施の基準に関する省令の施行について
  平成26年8月12日 薬食発0812第20号
- 再生医療等製品の製造販売後の調査及び試験の実施の基準に関する省令の施行について
  平成26年8月12日 薬食発0812第23号

その他

- 「医薬品GCP実地調査の実施要領について」の一部改正について
  平成21年3月25日 薬食審査発第0325001号
- 新たな「治験の依頼等に係る統一書式」の一部改正について
  平成26年7月1日 医政研発0701第1号
  薬食審査発0701第1号

参照ページ
- GCP 〔p.12（図7），p.13（図8）〕
- 自ら治験を実施しようとする者・自ら治験を実施する者 （第5章 p.53）
- 治験調整医師・治験調整委員会 （第5章 p.53）
- 治験調整事務局 （第5章 p.55）

2

非臨床試験を知ろう！

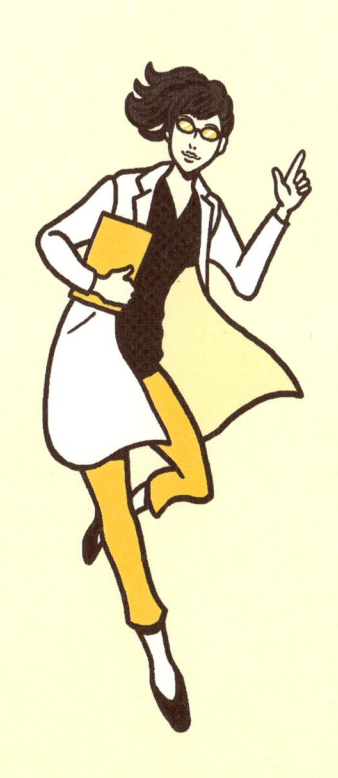

医薬品開発に必要な非臨床試験

　非臨床試験とは，人を対象としない生物学的試験及びその他の試験で，動物を用いて薬効薬理作用，生体内での薬物動態や有害な作用など，薬のデータを取得し，生体への基礎的な効果(有効性と安全性)を評価・証明するための科学的なデータを収集する試験です．近年では動物試験に限らず，細胞培養やコンピュータ上のシミュレーションを用いた医薬品候補化合物の評価も試みられており，これらも非臨床試験に含まれます．

　非臨床試験は臨床試験計画に基づいて実施する試験です．臨床試験計画の投与経路によって，非臨床試験の項目や動物種の検討も必要となります．したがって，非臨床試験実施後に臨床試験計画が変更となった場合は，すべての非臨床試験がやり直しになることもあります．臨床試験はまだまだ先だから…ということではなく，非臨床試験の延長に臨床試験があることを十分理解し，効果的・効率的な非臨床試験計画の立案・実施が必要です．

　非臨床試験の結果，有効性が期待でき，安全性にも問題がないと考えられた場合に，人で行う試験が「臨床試験」となります．
非臨床試験は薬理学的試験，薬物動態試験，毒性試験の3つに大別できます．
　①薬理学的試験のうちの薬効薬理試験，②安全性薬理試験，③薬物動態試験，④毒性試験のうちの一般毒性試験は，少なくともFirst in Human試験開始前までに必ず終了しておく必要があります(ICH-M3ガイドライン参照)．
　薬効薬理試験，薬物動態試験は，信頼性基準で実施する必要があります．
　毒性試験や安全性薬理試験は，GLP(Good Laboratory Practice：医薬品の安全性に関する非臨床試験の実施基準)下で行うことがICHガイドラインで求められているため，GLP適合施設で実施しなければなりません．GLP下で行われた試験は，試験施設(場所)の設備や機器，実施組織・職員，検査・手順書の作成，動物の管理，プロトコルや最終報告書の作成等を規定し実施されるため，非臨床試験が安全かつ適切に実施されたことが保証されます．

　図1に示すように，医薬品の開発には，非常に長い年月がかかります．特に，医師主導治験の場合は，治験実施資金の獲得や資金の使用期間の制限等があるた

2 非臨床試験を知ろう！

め，効率的な試験計画の立案とともに，立案したスケジュールから大幅な進捗の遅れがないようにすることが重要です．

基礎研究 2〜3年	新規化学物質の創製・理化学的研究・候補物質の選別

非臨床試験 3〜5年	・製剤の品質試験　・安定性試験 ・薬効薬理試験　・薬物動態試験　・安全性薬理試験 ・一般毒性試験　・特殊毒性試験

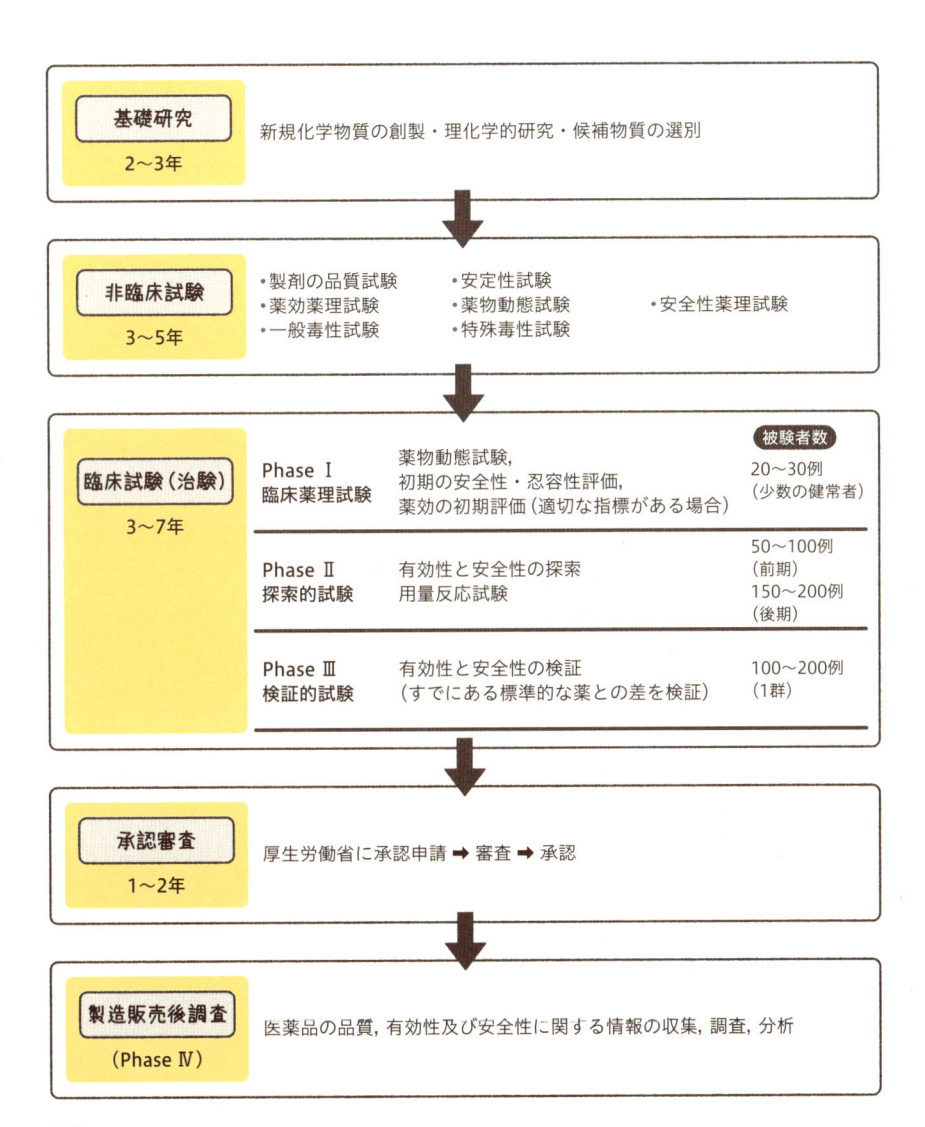

臨床試験（治験） 3〜7年			被験者数
	Phase Ⅰ 臨床薬理試験	薬物動態試験，初期の安全性・忍容性評価，薬効の初期評価（適切な指標がある場合）	20〜30例（少数の健常者）
	Phase Ⅱ 探索的試験	有効性と安全性の探索 用量反応試験	50〜100例（前期） 150〜200例（後期）
	Phase Ⅲ 検証的試験	有効性と安全性の検証（すでにある標準的な薬との差を検証）	100〜200例（1群）

承認審査 1〜2年	厚生労働省に承認申請 ➡ 審査 ➡ 承認

製造販売後調査 （Phase Ⅳ）	医薬品の品質，有効性及び安全性に関する情報の収集，調査，分析

図1　医薬品の開発過程

薬理学的試験

　薬理学的試験(図2)には，薬効薬理試験と安全性薬理試験があります．薬効薬理試験は，効能・効果を裏付けるための試験です．臨床試験と同じ用法・投与経路で試験を行います．非臨床試験を行う前に，どのような適応でどのような投与経路の薬剤を開発するのか，明確にしておきましょう．

　安全性薬理試験は，被験物質を治療に用いる投与量及びそれ以上の投与量に曝露した際，ヒトの安全性に関連があると思われかつ効力を裏づける薬力学的作用とは関連のない有害反応を特定する試験です．毒性試験や臨床試験で認められた被験物質の望ましくない薬力学的作用の機序等を検討したり，望ましくない作用の用量反応関係を特定します(ICH-S7Aガイドライン参照)．

　安全性薬理試験のうちコアバッテリー試験(被験物質の有害反応に関する確認試験)で行われる生命維持をつかさどる器官系(心血管系，呼吸系および中枢神経系)に対する試験は，GLP基準を適用して実施する必要があります．被験物質の薬理学的特性が十分にわかっており，全身曝露もしくは他の臓器，組織への分布が低いことが認められている局所適用剤(例：軟膏や点眼など)には安全性薬理試験が不要な場合もあります．このような薬剤の開発の場合には，安全性薬理試験の必要性について事前にPMDA(医薬品医療機器総合機構)と相談しておきましょう．

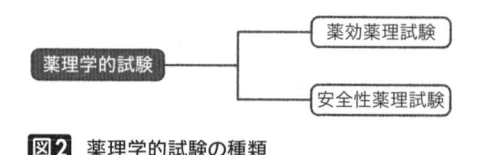

図2　薬理学的試験の種類

薬物動態試験

　薬物動態試験は治験薬の体内動態（吸収，分布，代謝及び排泄）を明確にするための試験です．血中や尿中，糞便中の薬物濃度を被検物投与後に経時的に測定することによって，薬物の体内動態を調べます．ラジオアイソトープで標識された化合物（薬物）を用いて，薬物の体内動態を測定する場合もあります．

　吸収（Absorption），分布（Distribution），代謝（Metabolism），排泄（Excretion）の英語表記の頭文字を取って「ADME（アドメ）」と呼ばれることもあります．薬物動態は，測定ポイントの少しのずれでデータが大きく変わることがあります．薬物動態試験を行う前に，薬剤の特性はきちんと把握しておきましょう．

毒性試験 (図3)

1 一般毒性試験（単回投与毒性試験，反復投与毒性試験）

　一般毒性試験では，被検物質を動物に投与し，投与期間中の状態，体重測定，投与後の病理検査，血液学的検査，血液生化学検査等を行い，毒性を評価します．臨床試験で計画している投与経路を用いて投与します．投与期間は，短期の影響を評価するための単回投与から，28日間反復投与，中長期の影響を評価するための90日から1年間の長期投与などがあり，臨床試験計画に基づいて，投与期間，観察期間を決定します（**表1**）．

2 特殊毒性試験

　特殊毒性試験には癌原性試験，抗原性試験，遺伝毒性試験，生殖毒性試験，催奇形性試験，免疫毒性試験，局所刺激性試験，依存性試験，光毒性試験などがあります．

- 癌原性試験：長期間，被験物質を動物（げっ歯類）に経口投与し，発癌性の有無を調べる被験物質の安全性評価のための試験です．
- 抗原性試験：被験物質が免疫反応を誘発する作用の有無を調べる試験です．
- 遺伝毒性試験：被験物質が，遺伝子（DNA）への損傷や突然変異の誘発の有無を調べる試験です．
- 生殖毒性試験：被験物質を親動物に投与し，その親動物の生殖能力や，その親動物から生まれてきた子動物の生殖能力への影響の有無を調べる試験です．
- 催奇形性試験：被験物質を妊娠中の母親動物に投与し，胎児の発育への影響や，奇形の有無を調べる試験です．生殖毒性試験の中のひとつです．
- 免疫毒性試験：被検物質の免疫機能に対する影響の有無を調べる試験です．
- 局所刺激性試験：被験物質が皮膚や粘膜組織などに対する刺激性の有無を調べる試験です．
- 依存性試験：被験物質の依存性の有無を調べる試験です．

2 非臨床試験を知ろう！

```
毒性試験 ─┬─ 一般毒性試験 ── •単回投与毒性試験  •反復投与毒性試験
          └─ 特殊毒性試験 ── •癌原性試験    •催奇形性試験
                            •抗原性試験    •免疫毒性試験
                            •遺伝毒性試験  •局所刺激性試験
                            •生殖毒性試験  •依存性試験
                                          •光毒性試験　など
```

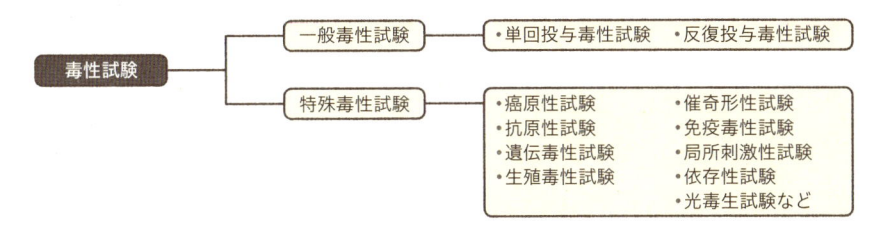

図3 毒性試験の種類

表1 ICH-S4ガイドライン

	単回投与毒性試験	反復投与毒性試験
動物種	げっ歯類1種以上 非げっ歯類1種以上	げっ歯類1種以上 非げっ歯類1種以上
性*	雄 雌	雄 雌
投与経路	臨床投与経路	臨床投与経路
投与期間	1回	被験物の医薬品としての臨床使用予想期間に応じて決めます． （臨床で1ヵ月を超えると予想される場合） げっ歯類：6ヵ月，非げっ歯類：9ヵ月． 投与は原則週7日）
用量段階	急性の毒性徴候を把握できる適切な用量段階を設けて実施します．	3段階以上の投与群を設けます．無毒性量と毒性量を含み，かつ用量反応関係がみられる用量を設定します．
観察期間	通常14日間	最低3ヵ月

＊男性もしくは女性のみにしか投与しないような薬剤の開発の場合は，非臨床試験も雄雌どちらかのみでよい場合もあります．

- 光毒性試験：被験物質を動物の皮膚に塗布したり，経口投与した後，紫外線を照射して，皮膚の腫脹や発赤の有無を調べる試験です．

3 製剤の品質安定性試験

製剤の品質安定性試験とは，ガイドラインや日本薬局方などに従い，GMP（Good Manufacturing Practice：医薬品及び医薬部外品の製造管理及び品質管理の基準）及びGLP体制下で製剤及び原薬が，製造後使用されるまでの間に品質が変化していないかを調べる試験です．治験薬を製造した場合は，同様に治験

薬の品質安定性試験も行います．

具体的には下記のような試験を実施します．
① 製剤及び原薬の保存に関する安定性試験〔長期保存試験，加速試験，苛酷試験（光・熱・温度など）〕
② 治験薬安定性試験
③ 配合変化試験
④ 微生物試験（無菌試験，微生物限度試験など）
⑤ エンドトキシン試験
⑥ 溶出試験

治験薬を製造した場合は，同様に治験薬の品質安定性試験も行います．非臨床試験に用いる製剤は，臨床試験で製造する製剤と同様の製造方法をしなければなりません．製造方法が非臨床試験と臨床試験で異なる場合は，使用したそれぞれの製剤が同等・同質であることを示す必要があるので注意が必要です．

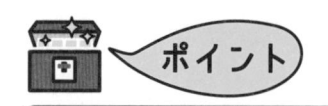

> **ポイント**
>
> 非臨床試験段階もしくはそれ以前の段階で，研究結果を論文発表や学会発表することによって知的財産の権利が喪失することがあるため，臨床試験を目指す場合には，公表の仕方にも留意しましょう．
>
> ---
>
> 非臨床試験段階での検討が十分でない場合は，臨床試験の実施段階で，対応が遅れたり再現性に問題が生じる場合がありますので，非臨床試験段階での検討は十分に行いましょう．
>
> ---
>
> 非臨床試験では，長期的な観察が必要になることがあります．外部業者に試験を委託する場合，特に公的資金で実施している非臨床試験の場合には，複数年度の契約ができないことがあります．年度をまたがないようにするため，実施時期を遅らせなければならないこともあり得ますので，試験の実施と契約時期については，円滑に進むように資金獲得前からの計画が重要です．

2 非臨床試験を知ろう！

● 関連通知・ガイドライン等参考資料

非臨床

- 一般薬理試験ガイドライン　　　　　　　　　　　　平成3年1月29日 薬新薬第4号
- 安定性試験ガイドラインについて　　　　　　　　　平成6年4月21日 薬新薬第30号
- 非臨床薬物動態試験ガイドラインについて　　　　　平成10年6月26日 医薬審第496号
- 薬物相互作用の検討方法について　　　　　　　　　平成13年6月4日 医薬審発第813号
- 反復投与組織分布試験ガイダンス　　　　　　　　　平成8年7月2日第442号
- 反復投与毒性試験に係るガイドラインの一部改正について　平成11年4月5日 医薬審第655号
- 医薬品の安全性に関する非臨床試験の実施の基準に関する省令　平成9年3月26日 厚生省令第21号
- 医薬品の安全性に関する非臨床試験の実施の基準に関する省令の一部を改正する省令
  平成20年6月13日 厚生労働省令第114号
- 医薬品の臨床試験のための非臨床安全性試験の実施時期について
  平成10年11月13日 医薬審第1019号
- 医薬品の臨床試験のための非臨床安全性試験の実施時期についてのガイドラインの改正について
  平成12年12月27日 医薬審第1831号
- 安全性薬理試験ガイドラインについて　　　　　　　平成13年6月21日 医薬審発第902号
- 「バイオテクノロジー応用医薬品の非臨床における安全性評価」　（平成12年2月22日医薬審326）
- 医療機器の安全性に関する非臨床試験の実施の基準に関する省令の施行について
  平成17年3月31日 薬食発第331038号
- 「医薬品の安全性に関する非臨床試験の実施の基準に関する省令の施行について」の一部改正について
  平成17年9月9日 薬食発第0909001号
- 医薬品の免疫毒性試験に関するガイドラインについて　平成18年4月18日 薬食審査発第0418001号
- 医薬品の安全性に関する非臨床試験の実施の基準に関する省令の一部を改正する省令による改正後の医薬品の安全性に関する非臨床試験の実施の基準に関する省令の取扱いについて
  平成20年6月13日 薬食発第0613007号
- バイオ後続品の品質・安全性・有効性確保のための指針に関する質疑応答集(Q&A)について
  平成21年7月21日 事務連絡
- ヒト用医薬品の心室再分極遅延(QT間隔延長)の潜在的可能性に関する非臨床的評価について
  平成21年10月23日 薬食審査発1023第4号
- 「医薬品の臨床試験及び製造販売承認申請のための非臨床安全性試験の実施についてのガイダンス」について　　　　　　　　　　　　　　　　平成22年2月19日 薬食審査発0219第4号
- 「バイオテクノロジー応用医薬品の非臨床における安全性評価」について
  平成24年3月23日 薬食審査発0323第1号
- 医療機器の安全性に関する非臨床試験の実施の基準に関する省令の施行について
  平成17年3月31日 薬食発第0331038号
- 「医薬品の安全性に関する非臨床試験の実施の基準に関する省令の施行について」の一部改正について
  平成17年9月9日 薬食発第0909001号
- 「小児用医薬品のための幼若動物を用いた非臨床安全性試験ガイドライン」について
  平成24年10月2日 薬食審査発1002第5号
- 「小児用医薬品のための幼若動物を用いた非臨床安全性試験ガイドラインに関する質疑応答集(Q&A)」について　　　　　　　　　　　　　　　平成24年10月2日 事務連絡

- 「医薬品の臨床試験及び製造販売承認申請のための非臨床安全性試験の実施についてのガイダンス」に関する質疑応答集(Q&A)について　　　　　　　　　　　　平成24年8月16日 事務連絡
- 厚生労働省が実施する医療機器のGLP実地調査に係る実施要領について
　　　　　　　　　　　　　　　　　　　　　平成17年7月15日 薬食機発第0715003号
- 医療機器基準適合性書面調査及び医療機器GCP実地調査に係る実施要領について
　　　　　　　　　　　　　　　　　　　　　平成17年7月15日 薬食機発第0715006号
- 厚生労働省が実施する医薬品GLP実地調査に係る実施要領について
　　　　　　　　　　　　　　　　　　　　　平成17年8月5日 薬食審査発第0805003号
- 「感染症予防ワクチンの非臨床試験ガイドライン」について
　　　　　　　　　　　　　　　　　　　　　平成22年5月27日 薬食審査発0527第1号
- 抗悪性腫瘍薬の非臨床評価に関するガイドラインについて
　　　　　　　　　　　　　　　　　　　　　平成22年6月4日 薬食審査発0604第1号
- 「医薬品開発におけるヒト初回投与試験の安全性を確保するためのガイダンス」について
　　　　　　　　　　　　　　　　　　　　　平成24年4月2日 薬食審査発0402第1号
- 「医療機器の非臨床試験に係る承認申請資料の適合性書面調査の実施手続き等について」の一部改正について
　　　　　　　　　　　　　　　　　　　　　平成26年11月21日 薬食機参発1121第27号

3

医師主導治験をはじめる前に

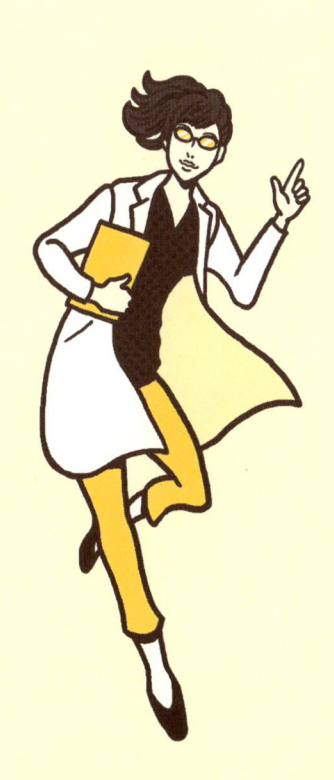

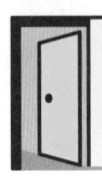

臨床試験の種類

　治験で行う臨床試験は，目的別に「臨床薬理試験」，「探索的試験」「検証的試験」に分けられます (ICH-E8 ガイドライン参照)．

　臨床薬理試験は，第Ⅰ相の試験の代表でもあり，通常健康成人男性を対象に，薬物動態の評価，忍容性・安全性を評価するために実施されます．抗がん剤の開発の場合は，患者さんを対象に実施します．第Ⅰ相の試験の最初に行われる単回投与試験では，動物での毒性試験の結果や薬効薬理試験での最小有効量，類似薬の最小有効量，海外での治験などの結果を参考にし，数段階の用量を設定し投与を行います．その結果に基づいて 1 ～ 2 用量を設定し，反復投与試験を行います．安全性が確認された場合は，次のステップである探索的試験 (第Ⅱ相) に進みます．

　探索的試験は，臨床的な仮説を探索的に検討する目的で患者さんを対象に行われ，有効性・安全性の評価や適正用量を決定するために実施されます．第Ⅱ相の重要な目的は，検証的試験の用法・用量を決定することです．

　検証的試験は，第Ⅲ相の代表的な試験です．検証的試験は，意図した適応が対象となる患者群に安全で有効であるか，第Ⅱ相で蓄積された予備的な証拠を検証するためにデザインされる試験です．検証的試験は，探索的試験より多くの患者さんを対象に，一般的にはコントロール (比較) を置いた「比較対照試験」として行われ，有効性・安全性の評価を行うために実施されます．検証的試験後，これらの治験データは厚生労働省に提出され，承認審査を受けることになります．

　医師主導治験の場合，多くは公的資金を原資として行われます．進捗が悪い等の理由で，研究費獲得期間内に治験が終了できなかった場合は，① 新たな研究費を獲得する，② 製薬企業等から資金援助を受ける，③ 医師主導治験を中止する，のいずれかとなります．① が無理，② 支援企業がない，となると，必然的に ③ 医師主導治験を中止する，になってしまいます．医師主導治験を途中で中止しなければならない状況を避けるためにも，製薬企業は医師主導治験開始時までに見つけておくことが求められます．製薬企業等に資金援助をしてもらう場合には，利益相反に注意し，医師主導治験実施に必要な経費を明確にし，利益相反委員会への自己申告を行うなど，十分な配慮が必要です．

開発戦略の立案

　医師主導治験を実施する前に，開発戦略を立てることが必要です．まず，医師主導治験をなぜ実施したいのかをはっきりさせる必要があります．新しい医薬品の開発をしたいのか，既存の医薬品の適応外使用をしたいのか，によっても開発の道筋は異なります．また，どのような適応のどのような投与経路の医薬品の開発を行いたいのかを決める必要があります．新しい医薬品を開発する場合は，自ら治験を実施しようとする者が非臨床試験も行わなければなりません．既存の医薬品の適応外試験の場合も，すでに収集されたデータ（非臨床試験含む）をどれだけ医師主導治験に応用可能なのかを確認しておかなければなりません．

　また，製造販売業者となる製薬企業の候補があるか，ない場合は最終的にどうするのかも確認しておく必要があります．さらに，医師主導治験を実施できるだけの資金を獲得することも重要となります．

Check

☐ 明確な実施理由がある

☐ 非臨床も含め十分なデータがある（非臨床試験の実施予定がある）

☐ 製造販売業者となる企業と連携している（連携の予定がある）

試験計画の確認

　開発戦略に基づき，医師が明らかにしたい仮説を検証する目的でデザインされた医師主導治験は，承認申請の際に提出すべき試験データとなるので，立案する医師の明確な目的意識が開発の発端となります．
　医師主導治験を始める前に，「医師主導治験」で明らかにしたいこと（「仮説」）を明確にし，その仮説をどのように証明しようとしているのかを具体的に示す必要があります．
　仮説と対象集団等が決まったら，医師主導治験を実施するためにどうすればいいのか，相談することから始める必要があります．
　下記のような支援組織のいずれかに連絡を取り，相談をしてください．
　①大学内（病院内）の治験実施の支援を行っている部署
　②大学内（病院内）もしくは臨床研究中核病院内のARO（Academic Research Organization）：治験や臨床研究の企画・立案を支援している組織
　③医薬品医療機器総合機構（PMDA：Pharmaceutical and Medical Devices Agency）
　④開発業務受託機関（CRO：Contract Research Organization）

　医師主導治験の準備期間は，最低でも1年程度は見込んでおく必要があります．必要な業務全体を把握した上で，準備から終了までの全体のスケジュールを立て進捗を管理しながら医師主導治験を実施するようにしましょう．
　急いで医師主導治験を開始した場合，結局途中で症例登録を休止して治験実施計画書を改訂したり，実施体制を整備しなおしたりすることはよくあります．臨床試験の準備期間が短いと，治験実施計画書を十分に推敲しないまま実施体制を構築するため，結果として治験データの質が悪くなり，良い治験結果が得られないということはよくある話です．
　また，いろいろな専門家にかかわってもらうことが良いこともありますが，役割分担が不明確になっていると「船頭多くして船山に登る」ということもあり得ます．複雑な実施体制を構築しないようにすることも医師主導治験の成功のポイ

ントの一つです．

　「研究費申請の際の研究計画に今年度中に治験計画届書を提出すると書いたから」「研究費があと○年しかないから」というような理由で，無理をして急いで治験を開始することがないよう，自ら治験を実施しようとする医師には事前に詳細なスケジュールを立て着実に試験を進めていくことが求められます．確実に治験が進捗していくように全体の情報収集・情報管理・進捗管理役として「プロジェクトマネジャー」を設置し業務を行うことが，自ら治験を実施する者の負担軽減にもつながります．

　プロジェクトマネジャーの能力はプロジェクトの進捗にも影響を及ぼすため，自ら治験を実施する者が信頼できる「プロジェクトマネジャー」に担当してもらうことが重要です．多施設共同医師主導治験の場合は，「プロジェクトマネジャー」が「治験調整事務局」の責任者であることが一般的です．

　この段階では，以下のような確認をしておきましょう．

Check

- ☐ 医師主導治験で証明しようとする仮説が明確になっている
- ☐ 施設内に臨床試験の立案を支援する組織（ARO）がある
- ☐ 相談する部署が明確になっている
- ☐ プロジェクトマネジャーを指名している

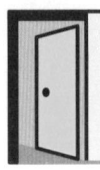

治験実施医療機関の実施体制の確認

　医師主導治験は企業治験と異なり支援してくれる製薬企業がいないため，医師主導治験を実施する「自ら治験を実施する者」や「治験実施医療機関（特に治験事務局）」の負担が非常に大きくなります．そのため，医師同士で治験実施医療機関を決めたとしても，実施体制が整っていない医療機関では実施が難しい場合もあります．事前に，治験実施医療機関に「医師主導治験の実施に関する手順書」が存在していること，医師主導治験を支援するための体制が整っていることを確認することが必要になります．

　医師主導治験を実施できる体制が整っていない施設で実施した場合，患者さんに迷惑がかかることもあります．最悪の場合，「実施体制が整っていない施設のデータは全て使えない」ということも起こり得ます．患者さんに負担をかけないためにも，医療機関の医師主導治験実施体制については事前に十分確認しましょう．

　この段階では，以下のような確認をしておきましょう．

Check
☐ 対象疾患に精通した医師がいる
☐ 治験責任医師の日常業務に余裕がある
☐ 医師主導治験を行う自ら治験を実施する者に臨床試験の経験が十分にある
☐ 医師主導治験を行う自ら治験を実施する者が臨床試験に関する教育を受けている
☐ 他院からの紹介を受けなくても自施設に対象患者がいる
☐ 医師主導治験の実施に前向きかつ協力的な治験事務局がある
☐ 治験実施医療機関に医師主導治験を実施するための手順書がある
☐ IRB申請資料等，治験実施医療機関で作成すべき資料は，医療機関内で準備できる

- [ ] SMO等のサポートを受けなくても実施できる
（SMO等のサポートが必要な場合は，治験調整医師と事前の予算相談が必要です．）

- [ ] 治験調整事務局と円滑なコミュニケーションが取れる

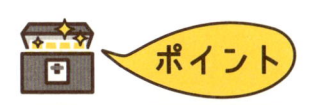

ポイント

- 治験実施計画書が出来上がってから，モニタリングやデータマネジメント，監査等の実施体制の準備が始まります．

- 医師主導治験の準備期間は1年程度見込んでおきましょう．

- 治験実施医療機関は，実際にプロトコルに記載されている必要な検査が実施できるか，治験実施経験があるかなどを踏まえ，最終的に症例登録が何例できるかも確認した上で，参加を依頼するようにしましょう．

- 公的資金を利用した医師主導治験の場合は，症例登録が予定よりも遅れることは，研究費継続の評価の際にマイナスポイントとなり得ます．

4

医師主導治験の準備から承認までのプロセスの確認

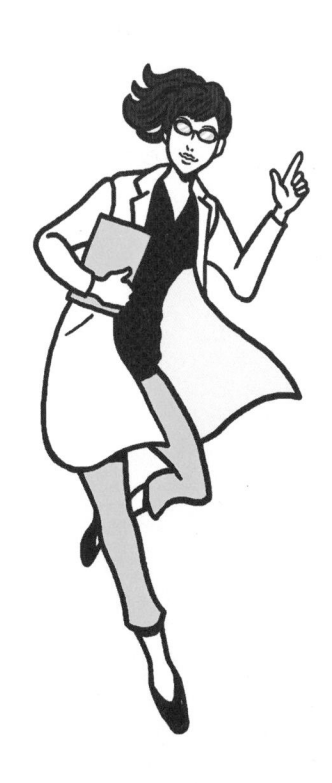

医師主導治験の準備から承認までの業務

　医師主導治験を行うには，一般的に**図1**に示すような業務が発生します．事前に医師主導治験を行うために必要な業務を明確にしておくことが必要です．また，必要な業務の役割分担を明確にし，業務が円滑に流れるような体制を構築することが肝要です．

　医師主導治験実施前に下記ポイントについては確認しておきましょう．

Check

- [ ] 医師主導治験の実施に必要な実施組織体制のイメージが明確
- [ ] 医師主導治験の実施に必要な業務依頼先（外部委託先）が決まっている
- [ ] 治験薬GMP準拠の治験薬を製造（入手）できる
- [ ] 試験全体のスケジュールが立案できる
- [ ] 薬事戦略相談（個別相談・事前面談・対面助言）実施状況
- [ ] 利益相反マネジメントが行われている
- [ ] 業務委託を行う必要がある業務の把握
- [ ] 業務委託を行う必要がある業務の見積額と契約に要する期間
- [ ] 業務委託契約の契約者
- [ ] 業務委託契約書の内容
- [ ] 情報共有方法の打ち合わせ
- [ ] 非臨床試験や治験薬の品質，臨床試験計画内容についてのPMDA相談状況
- [ ] 利益相反マネジメント
- [ ] 全体のスケジュール

4 医師主導治験の準備から承認までのプロセスの確認

非臨床試験 製剤設計
- 資金の確保・治験計画概要立案
- 業務委託先の検討(非臨床試験)
- 薬事戦略相談(事前面談・対面助言)
- 治験薬(製剤)の製造(入手)
- 非臨床試験の実施

治験の準備
- 資金の確保・治験計画立案
- 治験実施体制の構築
- SOP・手引き等の関連文書作成
- 治験実施計画書等の関連文書作成
- 薬事戦略相談(事前面接・対面助言)
- 業務委託/契約(CRO等)
- 補償・賠償保険に係る契約
- 利益相反申請手続き
- IRB申請
- 実施医療機関全体キックオフミーティング
- 治験審査委員会(初回)
- 治験計画届書提出
- 治験薬・治験資材の搬入
- スタートアップミーティング

治験の実施
- 被験者の同意取得・登録・治験薬投与・観察・検査
- 症例報告書の作成・提出
- 治験資料(改定版)の作成/配信
- 安全性情報の入手/提供
- 治験審査委員会(継続, 変更等)
- 監査
- 症例検討会
- 治験薬回収
- 治験終了届書提出

モニタリング／データマネジメント

治験終了後
- 統計解析
- 治験統括報告書の作成
- 申請資料(Common Technical Document)の作成
- 承認申請
- 適合性書面調査
- GCP実地調査

　　■ … 企業治験/医師主導治験で実施医療機関(医師, CRC, IRB)が行う業務
　　■ … 承認申請を行う製薬企業が行う業務
それ以外 … 医師主導治験で「自ら治験を実施する者」が行う業務

図1 非臨床試験から承認までのプロセス

外部委託業者（CRO）への業務の委託

　医師主導治験を実施する場合，ARO (Academic Research Organization) と呼ばれる臨床試験支援組織が大学内にない場合や，組織はあっても業務過多で請け負ってもらえない場合は，CRO (Contract Research Organization) と呼ばれる開発業務受託機関に必要な業務の一部又は全部を委託することができます．ただし，治験の計画の届出及び規制当局への副作用等の報告については，当該業務を開発業務受託機関に委託することはできませんので，ご注意ください．

　CROに業務を委託する場合は，外部業者となるため，業務委託契約が必要です．業務委託契約を行う場合は，医薬品GCP第15条の8に記載された下記内容を契約書内に盛り込んでおく必要があります．

①当該委託に係る業務の範囲
②当該委託に係る業務の手順に関する事項
③②の手順に基づき当該委託に係る業務が適正かつ円滑に行われているかどうかを自ら治験を実施しようとする者又は実施医療機関が確認することができる旨
④当該受託者に対する指示に関する事項
⑤前号の指示を行った場合において当該措置が講じられたかどうかを自ら治験を実施しようとする者又は実施医療機関が確認することができる旨
⑥当該受託者が自ら治験を実施しようとする者又は実施医療機関に対して行う報告に関する事項
⑦保存すべき文書又は記録（データを含む）及びその期間
⑧規制当局による調査時に当該受託者が保存すべき文書又は記録（データを含む）の全ての記録を直接閲覧に供すること
⑨その他当該委託に係る業務について必要な事項

　また，契約に関するアカデミア（特に公的機関）独特のルールとして，契約金額における契約方法の違いがあります．大学や医療機関ごとによって違いはあり

ますが，例えば100万円未満は1社のみの見積だけで契約可能，100万円以上500万円未満は2社以上の見積もりが必要，500万円以上1,000万円未満の場合は公募型見積もり合わせ，1,000万円以上は国際競争入札等，金額によって契約までの手順が違う場合があります．公募型相見積もりをするだけでも契約までに3ヵ月以上，国際競争入札になると半年以上かかります．委託する業務がどれくらいの金額のものか，契約までにどれくらい時間がかかるのかを事前に把握しておかないと，契約が完了したときには年度末ということもあり得ます．

　外部業者へ委託が必要な業務がある場合は，事前にどのような業務を委託するのかを記載した「仕様書」を作成し，どれくらいの金額になるのか，契約までにどれくらいの時間がかかるのかを医療機関内の契約事務担当者と相談し，把握しておきましょう．

　また，業務委託契約書を締結する際には，業務委託契約書がGCP第15条の8の内容を網羅できていることを確認しておきましょう．さらにGCPでは，契約を実施する者は「自ら治験を実施しようとする者又は実施医療機関」となっています．契約を締結する者についても，契約書上問題ないか確認しておく必要があります．

　企業治験のCROの役割とは異なる部分があるため，業務委託契約締結後には業務に対する手順を明確にするとともに，情報の混乱を招かないためにも治験実施医療機関を含めた情報共有の方法について，事前に取り決めを行っておく必要があります．

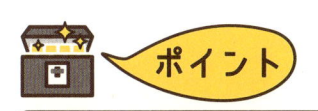

ポイント

- 公的資金の申請前には，外部委託業者の見積もりを必ず取った上で申請金額を計上しましょう．
- 外部委託業者の見積もりを取る際には，必ず試験概要が作成できていなければなりません．
- 試験概要の作成遅延は，試験の進捗に大きな影響を及ぼしますので注意しましょう．

5

医師主導治験の準備をしよう

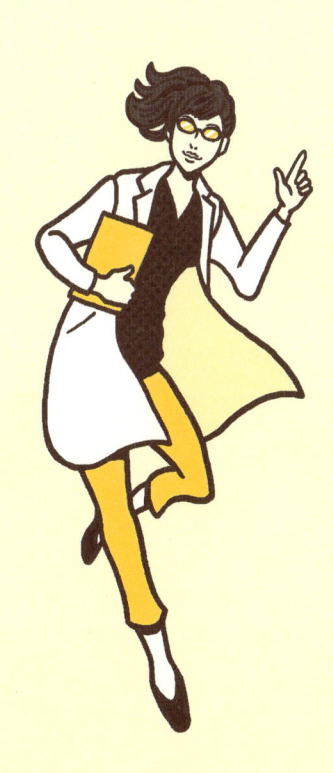

医師主導治験の準備に関する業務

　企業治験で治験実施医療機関が分担している業務は治験全体のごく一部ですが，医師主導治験では多くのことが必要になります．

　まず，医師主導治験全体の業務の流れを把握して，医師主導治験の準備に何が必要かを把握しましょう（図1）．医師主導治験でも「治験責任医師」が行う実施に係る業務は企業治験と同じです．

　「自ら治験を実施しようとする者」は，企業治験で「製薬企業」が行っている業務についても把握し，対応しなければなりません．治験調整事務局に何もかも任せきりになるのではなく，治験実施医療機関が主体的に医師主導治験に関与することが，試験成功の一要因となります．治験実施医療機関は，積極的に治験調整事務局と連携し，治験の準備を行いましょう．

　下記の業務について，実施状況を把握しましょう．

Check
☐ 手順書，手引き等関連文書作成及び改訂一覧の作成
☐ 担当者の指名書の準備（治験調整事務局・モニタリング・監査・データマネジメント，統計解析，効果安全性評価委員，中央判定委員等）
☐ 必要業務の把握
☐ 各種契約手続き（契約書の内容も確認）GCP第15条の8参照
☐ 各種計画書の作成（モニタリング・監査・データマネジメント・統計解析等）
☐ 治験実施計画書の作成（改訂）時に自ら治験を実施する者と調整医師との合意書
☐ 同意説明文書（雛形）の作成
☐ 治験薬概要書等の作成
☐ データベースの構築
☐ 安全性情報の入手先の確認

5 医師主導治験の準備をしよう

☐ 重篤な有害事象発生時の対応手順の確認（必要時手順書作成）
☐ 定期的な会議開催計画（Web会議等の場合は，別途契約必要）

治験調整委員会・治験調整医師 （治験調整事務局）	治験責任医師 （CRC）

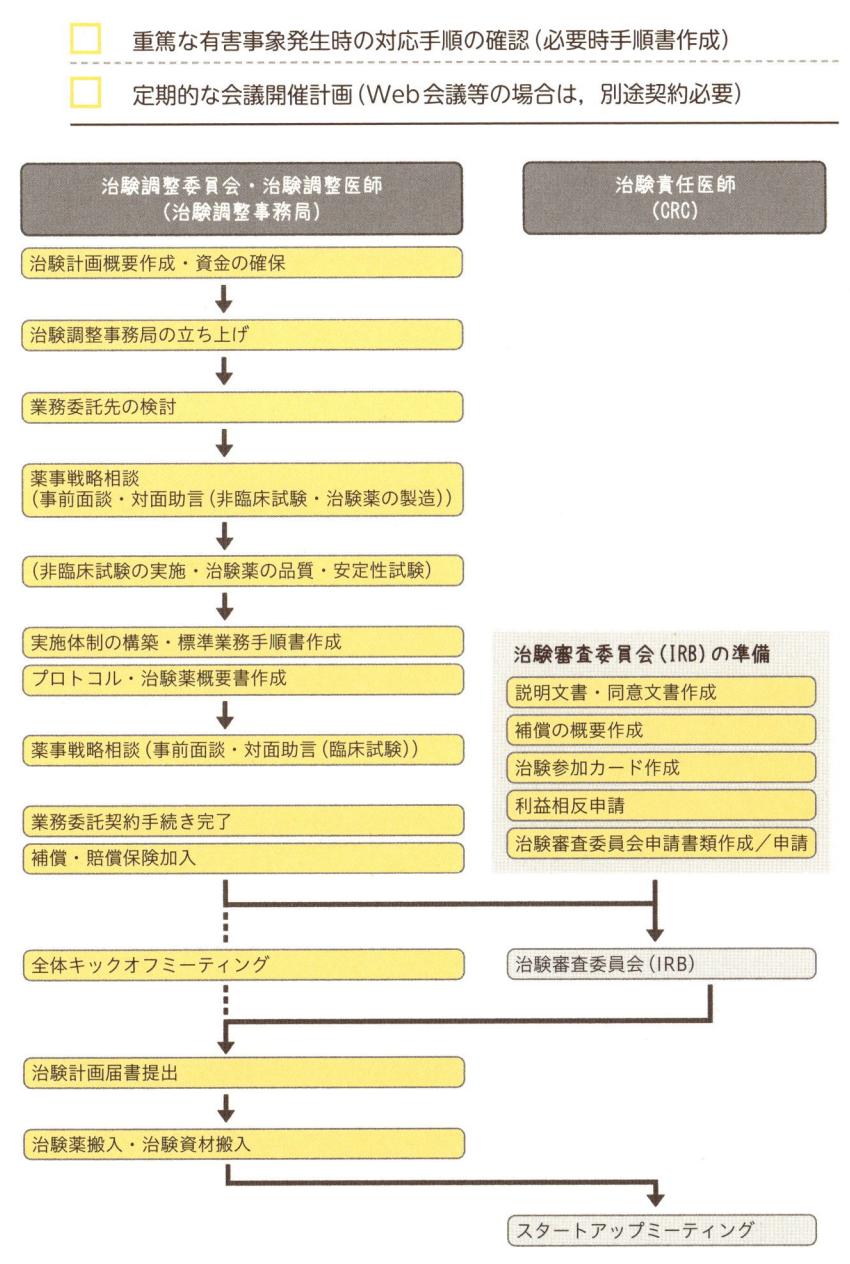

治験調整委員会・治験調整医師（治験調整事務局）側：
- 治験計画概要作成・資金の確保
- 治験調整事務局の立ち上げ
- 業務委託先の検討
- 薬事戦略相談（事前面談・対面助言（非臨床試験・治験薬の製造））
- （非臨床試験の実施・治験薬の品質・安定性試験）
- 実施体制の構築・標準業務手順書作成
- プロトコル・治験薬概要書作成
- 薬事戦略相談（事前面談・対面助言（臨床試験））
- 業務委託契約手続き完了
- 補償・賠償保険加入
- 全体キックオフミーティング
- 治験計画届書提出
- 治験薬搬入・治験資材搬入

治験審査委員会（IRB）の準備：
- 説明文書・同意文書作成
- 補償の概要作成
- 治験参加カード作成
- 利益相反申請
- 治験審査委員会申請書類作成／申請
- 治験審査委員会（IRB）

スタートアップミーティング

図1 医師主導治験の準備に関する業務の流れ

治験調整医師・治験調整委員会が行うべき治験の準備

1 治験実施のための資金確保

　医師主導治験を実施するには，年間，数千万円～億単位のお金が必要です．医師主導治験を企画すると同時に，予算獲得の段取りが必要です．公的資金を利用する場合や製薬企業等に資金を援助してもらう方法等，さまざまな方法があります．まずは，必要経費を明確にして，予算獲得をしましょう．

　下記内容については，研究資金獲得前に確認しておきましょう．

Check

- ☐ 研究計画立案時に必要な業務に対する見積が取れている
- ☐ 必要な業務，見積が研究費獲得時に反映されている
- ☐ 資金獲得後，速やかに実施できる体制整備ができている

　治験薬を製造するには，表1に示すような経費が必要です（あくまで目安です）．治験薬の投与期間，被験者数によっても大きく変わるため，事前に治験薬の必要量を計算し，詳細な見積を取っておくことが求められます．医師主導治験の場合，検査，画像診断，同種同効薬については，評価療養の範囲外となりますので，被験薬となる薬剤だけでなく，併用治療として用いる薬剤についても研究費で負担する必要があります．

　非臨床試験を実施する場合，使用する被検物質には治験薬と同等の品質が求められます．治験実施医療機関内で製造する場合は，事前に「治験薬GMP（治験薬の製造管理及び品質管理基準及び治験薬の製造施設基準）」に準拠して，目的とする治験薬が製造できる施設としての整備が必要です．

表1 治験薬製造委託費用の目安

	外部委託した場合の金額の目安
①国内未承認かつ国外未承認（世界初医薬品製造の場合）	
治験実施医療機関内での製造	100万円 ～ 4,000万円
委託製造	1,000万円 ～ 20,000万円
②国内未承認かつ国外既承認	
購入	100万円 ～ 1,000万円
委託製造	4,000万円 ～ 20,000万円
③国内既承認かつ適応外	
購入	100万円 ～ 5,000万円

表2 非臨床試験委託費用の目安

	外部委託した場合の金額の目安
非臨床試験実施費用	
非GLP／非GMP	100万円 ～ 5,000万円
GLP／GMP	3,000万円 ～ 10,000万円

　非臨床試験を開始後，製造方法を変更した場合は，再度，非臨床試験をやり直さなければならないこともあることを十分理解しておくことが必要です．

　非臨床試験を実施するには，**表2**に示すような経費が必要です．治験実施計画内容によって非臨床試験の実施内容も大きく変わるため，治験実施計画の概要を立てた上で非臨床試験の実施内容を検討することが重要です．また，非臨床試験の実施後に治験実施計画を変更した場合は，非臨床試験をやり直さなければならないこともあることを十分理解しておくことが必要です．

　臨床試験を実施するためには，**表3**に示すような経費が必要です．治験実施計画書内容や症例数，治験実施医療機関の数等の実施体制によっても金額は異なってきます．その他外部委託（プロトコル作成，臨床試験登録代行，安全性情報管理，治験相談，コンサルティング等）することができます．

2　非臨床試験の実施状況の確認

　臨床試験計画の概要が固まったら，その計画を実行できることを示すための根

表3 臨床試験実施委託費用の目安

	外部委託した場合の金額の目安（1年あたり）
①治験薬*の購入もしくは製造費	使用薬剤による（上記参照）
②症例登録費用	100万円 ～ 1,000万円
③データマネジメント費用	500万円 ～ 4,000万円
④モニタリング・監査費用	1,000万円 ～ 5,000万円
⑤統計解析費用	300万円 ～ 2,000万円
⑥保険加入費用	10万円 ～ 200万円
⑦総括報告書作成費用	200万円 ～ 1,000万円
⑧中央測定費用・特殊検査費用（必要時）	試験デザインによる
⑨各種委員会開催費用（必要時）	50万円 ～ 100万円／回
⑩被験者負担軽減費（必要時）	試験デザインによる（払わないこともある）

＊治験薬は，GMP 基準で製造された薬剤である必要があります．
GMP（Good Manufacturing Practice「医薬品及び医薬部外品の製造管理及び品質管理の基準に関する省令」）… 製造，品質管理の基準を定め，優良な品質の医薬品を製造する為に必要な製造，品質管理の基準を定めたもの．

拠が必要となります．非臨床試験の結果を用いて有効性及び安全性を証明することが必要です．非臨床試験は，前臨床試験とも呼ばれますが，最近では臨床試験開始後にも実施することがあるため「非臨床試験」と呼ばれることが多くなっています．治験を実施するために必要な非臨床試験項目が充足していない場合は，追加で非臨床試験を行わなければなりません．特に長期の観察が必要な非臨床試験項目が充足していない場合は，外部委託する場合に年度をまたいだ契約にならないか，複数年度をまたぐような契約となる場合は，契約が可能なのかを確認しておく必要があります．

下記内容については，臨床試験準備前に確認しておきましょう．

Check

☐ 必要な非臨床試験は全て終了している

☐ PMDAとの対面助言で非臨床試験の充足性について確認が取れている

3 薬事戦略相談（個別面談・事前面談・対面助言）

　医薬品の承認申請を目指す臨床試験の場合は，医薬品の品質に関する相談や必要な非臨床試験等の相談，臨床試験の計画に関する相談など，開発段階に応じて，PMDAにこれから実施する医師主導治験の指導・助言を受けることができます（**図2**）．対面助言申し込み日は1ヵ月に1日（第1勤務日）だけで，2ヵ月先の相談の申し込みをします（例：10月の相談を希望する場合は，8月1日に申し込みが必要）．申し込みができなかった場合は試験の進捗に大きく影響するので，スケジュールをきちんと立てておく必要があります．また，対面助言資料送付時点までに，治験実施計画書等の最終案が完成している必要がありますので，送付資料作成の目途が立った時点で対面助言日程調整申し込みを行うと良いでしょう．
　薬事戦略相談は，個別面談・事前面談・対面助言の3つがあります（**表4**）．
　個別面談は，薬事戦略相談の手続きについての説明です．相談するシーズが薬事戦略相談可能なのかについての個別の相談です．
　事前面談は，対面助言の相談内容の整理のための相談です．審査チームにも同席してもらえます．本来，PMDAが相談内容に回答するための相談ではないため，明確な回答が得られないことが一般的です．また，PMDAが議事録を作成することはないため，事前面談時のPMDA担当者の発言は，PMDAの公式見解とは異なる場合もあり得ます．
　対面助言は，相談者が提出した資料（**表5**）を基に，PMDAが今後実施する治験や承認申請に向けての各相談事項に対する見解を伝え，具体的な指導や助言を行ってもらうことができます．対面助言は，PMDAが議事録を作成するためPMDAの公式見解が得られます．対面助言当日は，事前に作成し，PMDAへ提出した席次表に従い着席します．会議の最初に相談者，PMDA双方の出席者の紹介を行います．具体的な内容に入る前に，相談者から10分程度のプレゼンテー

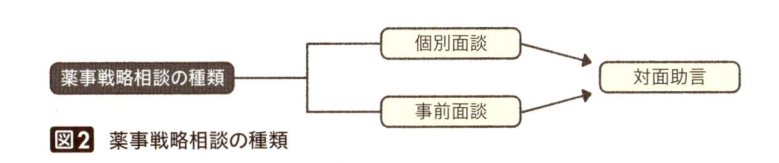

図2 薬事戦略相談の種類

表4 個別面談・事前面談・対面助言の違い（2015年8月現在）

	個別面談	事前面談	対面助言
相談内容	●相談内容の薬事戦略相談への適否確認 ●薬事戦略相談の内容 ●薬事戦略相談の手続きの説明	●対面助言における相談内容（範囲）や論点の整理 ●資料内容の確認，指導	●相談者から提出された資料の確認，精査 ●今後実施する治験や承認申請に向けた各相談事項に対するPMDAの見解を伝達 ●相談内容についての具体的な指導・助言
実施場所 （複数ある場合は，いずれか希望する場所）	●東京 ●大阪（PMDA関西支部） ●神戸（PMDA薬事戦略相談連携センター）	●東京 ●大阪（PMDA関西支部）	●東京
申込書類	薬事戦略相談個別面談質問申込書	薬事戦略相談事前面談質問申込書	相談区分別の「日程調整依頼書」
申込み方法	e-mail又はFAX	e-mail又はFAX	持参，郵送又はFAX
申込書類提出先	審査マネジメント部審査マネジメント課	審査マネジメント部審査マネジメント課	審査マネジメント部審査マネジメント課
申し込み時期	随時		通常，相談を実施する月の2ヵ月前の月の第1勤務日（必着）
日程等の連絡	申込書受付後，PMDA担当者より電話で日程等の連絡があります．（質問内容によっては電話により回答される場合もあります．）		日程調整依頼書の受付後，PMDA担当者から実施日時調整のための電話連絡があります．実施日時・場所等が確定したら，ファクシミリが届きます．
事前の相談内容に対する資料搬入	否	否	要（資料搬入日は相談日によって決まっている）
面談時間	1回あたり20分以内	1回あたり30分以内	1回あたり2時間程度
出席人数	相談1回あたり通常2～3名	相談1回あたり通常5名程度	相談1回あたり15名まで
議事録の作成	PMDAによる議事録の作成はなし		PMDAが議事録を作成
費用	無料	無料	有料 医薬品 1,541,600円 医療機器 874,000円 低額要件*に合致するシーズは1/10．

*国から当該シーズにかかる研究費を医薬品9,000万円以上，医療機器5,000万円程度以上受けていないこと．当該シーズにかかる研究費を製薬企業・医療機器開発企業から受けていないこと．

5 医師主導治験の準備をしよう

表5 対面助言資料提出方法の注意点（例：新医薬品の場合）

提出物	注意事項	提出期限
申込書正本（原本）	要押印 申込書提出後，「受付番号」が発番される．（相談資料の表紙と背表紙に記載する）	申込書提出期限午後5時まで 申込書提出期限と資料搬入日が同日の場合は，午後3時まで
申込書副本	受付印が押されて返却されるため，相談資料の1ページ目に副本を綴じ込む．	
申込書「相談内容の概略」欄の電子媒体	「別紙」とされている場合は，別紙内容のCD-R，DVD-R等の電子媒体を提出．（USBメモリ不可）	
振込受領書	以下の内容が必要 ● 振込日／振込金額 ● 振込元／口座番号 ● 振込先／口座番号	
返信用封筒	受付印を押印した申込書副本を返送してもらう場合にのみ必要．	
相談資料（20部）	①治験成分記号，又は被験物の名称及び識別記号②治験薬の成分名，又は予定される一般的名称③相談区分④対面助言予定日⑤対面助言を受ける者の氏名⑥受付番号⑦通し番号 背表紙 表紙に記載した①③⑤⑥⑦を記載 資料内容 各資料の最初には，受付印を押印した申込書副本の写しを綴る． 少なくとも以下の内容を資料に盛り込む． 　①当該疾病に対する治療法 　②既存治療法の問題点と治験薬の予想されるメリット 　③欧米の添付文書及びその邦訳 　④最新の治験薬概要 　⑤プロトコル案及び患者用説明文書案 　⑥関係論文 可能であれば以下の内容も資料に盛り込む． 　⑦開発の経緯図 　⑧完全な臨床データパッケージ（薬物動態試験，薬力学的試験等） 　⑨臨床試験一覧表 　⑩毒性試験一覧表 　⑪過去の対面助言（治験相談含む）記録（該当する場合に限る．） 　⑫最新の安全性定期報告（該当する場合に限る．）	資料搬入日： 指定された1日限りの受付 郵送の場合： 午前必着 持参の場合： 午後3時必着
相談資料電子媒体	相談資料すべての内容（申込書含む）をCD-R，DVD-R等の電子媒体に格納．（USBメモリ不可）	

ションの時間を設けてもらえますので，事前にプレゼンテーションの準備をしておく必要があります．対面助言当日でディスカッションした内容は決定事項となりますので，PMDAからの難しい要求についてはきちんとディスカッションし解決しておかなければ，PMDAからの要求を呑んだことになりますので注意しましょう．不用意な「やります！」「できます！」といった発言は，後々，自分自身を苦しめることにもなりますので要注意です．

質問事項を作成する際には，相談者がどのように考え，どうすることが適当だと考えているのかを明示し，PMDAの見解を聞く様にしましょう．「どうしたらよいですか？」という漠然とした質問には，PMDAは回答してくれませんので質問の仕方にも注意しましょう．

非臨床試験開始前，臨床試験開始前等，進捗に応じた事前面談，対面助言等の活用が医師主導治験の円滑な実施につながります．

4 治験薬の製造・入手

治験薬を製造する場合は，治験薬GMPに適合した施設で製造しましょう．原薬を海外から輸入する場合，輸入手続きについても事前に確認することが必要です．承認済みの医薬品を適応外で使用する場合は，製薬企業に連絡を取り事前に相談しておきましょう．

治験薬について，少なくとも以下のことは対面助言前に確認しておきましょう．

Check

☐ 治験薬の入手方法・製造方法

☐ 治験薬の搬入（運搬）手順の確認（必要時手順書作成）

COLUMN ❷ 原薬の輸入手続きが必要な場合

　医師主導治験に使用する薬剤を製造するために，原薬の輸入が必要な場合には，管轄する地方厚生局へ必要な書類を提出し薬監証明を入手する必要があります．薬監証明を税関に提示することによって輸入が可能となるため，事前に薬監証明を入手するための準備をしておきましょう．

　薬監証明とは，輸入貨物が薬事法に違反しないことを証明するための書類．日本で承認を得ていない医薬品を医師又は歯科医師が治療の目的で輸入する際や，医師又は歯科医師主体の臨床試験を行う目的で輸入する際も薬監証明が必要です．

実施体制の構築（CROとの契約含む）

　複数の治験実施医療機関で共同で行う医師主導治験（多施設共同医師主導治験）を実施するに当たっては，**図3**のような関係者が存在します．単施設で医師主導治験を実施する場合は，**図4**のような実施体制を構築します．必要な役割について事前に検討し，治験実施計画を実行できるだけの十分な体制を構築しておく必

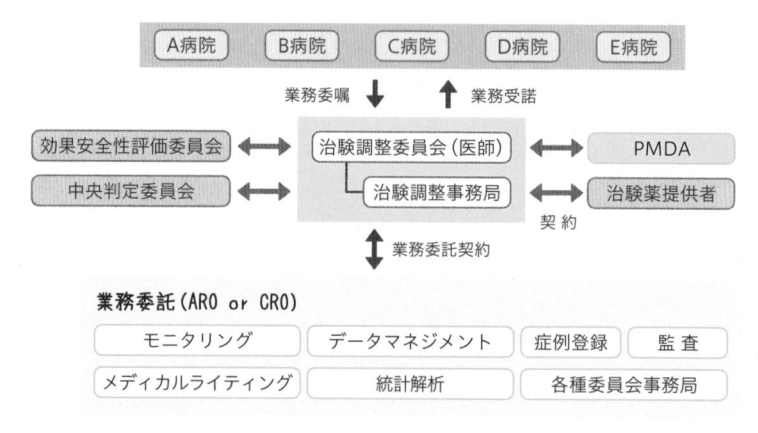

図3　多施設共同医師主導治験の一般的な実施体制図

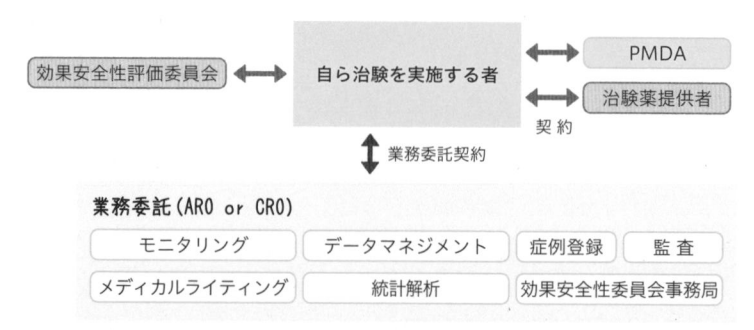

図4　単施設で行う医師主導治験の一般的な体制図

要があります．

　実施体制が複雑になると情報が錯綜し，混乱することがあります．情報共有についてのルールを明確にし，情報を集約する担当者を置くことが重要です．また，情報共有のためのサーバー等を準備するなど，同じ情報を全治験実施施設に正確に提供できるような体制を構築することも重要です．

1 自ら治験を実施しようとする者・自ら治験を実施する者

　「自ら治験を実施しようとする者」とは，所属する治験実施医療機関において，自ら治験を実施するために治験の計画を厚生労働大臣に届け出ようとする者（医師自らが治験を実施するための，準備及び管理並びにその実施に責任を負う者）であって，治験責任医師となるべき医師又は歯科医師を言います．治験の計画を厚生労働大臣に届け出た治験責任医師は，「自ら治験を実施する者」となります．多施設共同医師主導治験で治験調整医師が代表して治験の計画を届け出る場合，治験調整医師の所属機関が治験実施医療機関でなくても，治験調整医師も自ら治験を実施する者となります．

　したがって，自ら治験を実施する者は，治験実施医療機関の数と同数もしくは同数＋1名存在します（GCP第2条ガイダンス12,13）．

2 治験調整医師・治験調整委員会

　治験調整医師は多施設共同医師主導治験において，自ら治験を実施する者によって治験実施医療機関における実施計画書の解釈その他の治験の詳細について調整業務の委嘱を受け，当該調整業務を行う医師又は歯科医師のことです．治験調整医師は，実施する医師主導治験の領域において十分な経験を有し，多施設間の調整を適切に行うことができる者であることが求められます．治験責任医師の中から選定されることが考えられますが，必ずしも治験責任医師に限っていないため，治験責任医師でない医師又は歯科医師が委嘱を受けた場合は，その責任医師も「自ら治験を実施する者」となります（GCP第2条ガイダンス6）．

　単施設で医師主導治験を実施する場合は，治験調整医師を置くことはできませんので，自ら治験を実施する者は，厚生労働大臣に治験の計画を届け出た治験責

任医師となります.

　治験調整委員会は，複数の治験実施医療機関で実施する多施設共同医師主導治験を行う場合に，自ら治験を実施する者によって調整業務の委嘱を受けて，調整業務を行う複数の医師又は歯科医師で構成される委員会のことです．治験協力者等も治験調整委員会の構成メンバーとなることは可能です（GCP第2条ガイダンス7）．治験調整医師が自ら治験を実施する者から委嘱をうけ，治験調整業務全てを引き受けることができるのであれば，治験調整委員会を組織する必要はありません．治験調整委員会を組織する場合は，委員ごとに役割を明確にしておくことが重要です．

　治験調整医師もしくは治験調整委員会に委嘱される業務は，治験調整医師又は治験調整委員会への業務の委嘱に関する手順書に委嘱する業務に関する記載が必要です．

　例として下記のような業務を委嘱することができます
　①治験実施計画書の内容の細目についての多施設間の調整
　②厚生労働大臣への治験計画届書等の届出
　③他の治験実施医療機関の治験責任医師への副作用情報の通知に関する業務
　④厚生労働大臣への副作用等報告の業務
　⑤治験中に生じた治験実施計画書の解釈上の疑義の調整
　⑥問題症例の取扱い，症例データの取扱いに関する多施設間の調整
　⑦治験総括報告書作成に関する多施設間の調整
　⑧その他多施設共同治験における治験実施医療機関間の調整に係わる業務
　⑨治験薬の品質確保及び治験薬の管理に係る調整
　⑩開発業務受託機関（CRO）等への業務委託に係る調整
- 治験薬概要書（案）の作成
- モニタリング
- 監査
- 総括報告書（案）の作成
- 症例登録
- データマネジメント
- 統計解析
- 各種委員会事務局

- その他の業務
⑪ 治験の進行に係る調整
⑫ 記録の保存等に係る調整
⑬ 治験の中止に係る調整
⑭ その他必要な治験業務に係る調整

3 治験調整事務局

　治験調整事務局は，治験調整医師もしくは治験調整委員会の業務の中で専門的な知識が必要な事務的な業務をサポートします（図5）．治験調整医師もしくは治験調整委員会は，多施設共同治験の場合に複数の医療機関間における治験実施計画書や副作用情報の取扱い等の調整を行ったり，外部への業務委託を行ったりする場合に設置されますので，単施設で実施する場合には治験調整医師または治験調整委員会は必要なく，自ら治験を実施する者が業務を行います．しかし，自ら治験を実施する者がすべての治験業務を滞りなく遂行することは，医師主導治験にかなり精通している医師であっても困難と思われますので，単施設であっても治験調整事務局の役割を担う事務局を設置しておいた方がよいでしょう．

　治験調整事務局は，治験計画立案段階から治験終了・申請段階まで細部にわたり関与することになりますので，薬事，臨床開発，統計等，あらゆる治験段階の業務に精通している必要があります．治験調整事務局は，あくまでも多施設間の調整サポートであり，自ら治験を実施する者（治験調整医師又は治験調整委員会）のサポートがその業務となります．治験依頼者業務全般を行う組織ではありませ

事前面談・対面助言の対応	治験実施届書等の管理・作成支援	副作用情報の管理当局報告支援	QC・QA
治験実施計画書等の作成支援	各種手順書・手引き作成／改訂支援	治験に係る文書又は記録の作成・管理	総括報告書の作成支援
実施体制構築支援	治験薬提供者との各種調整	モニタリング・監査の調整・支援	治験進捗管理

図5 治験調整事務局の主な業務

んので，IRB資料の準備や印刷等は各治験実施医療機関で体制を整えましょう．

4 治験薬提供者

　治験薬提供者は，自ら治験を実施する者に対して被験薬を提供する者のことをいいます．この場合の治験薬提供者は，治験実施医療機関外部から治験実施医療機関に対して治験薬を提供する医薬品製造販売業者等のことをいいます（GCP第2条ガイダンス14）．治験実施医療機関内で自ら治験を実施する者が治験薬GMPに準拠した製造施設で製造を行う場合や既承認医薬品を購入する場合は，治験薬提供者は存在しないことになります．

　治験薬提供者から治験薬の提供を受ける場合は，契約を締結し，必要な情報を入手するようにしましょう．

5 モニタリング

　治験におけるモニタリングは，治験がGCP・治験実施計画書・手順書に従って適切に行われているか否かを確認し，問題点を発見し，是正措置を行うことで今後発生しうる問題を未然に防ぐために，治験の質を確保する上では欠かせない重要な手順です．いつ，だれが，どのようなタイミングで，どのような方法でモニタリングを行うかは，治験内容によってまたデータの収集方法によってもさまざまですが，これらのことはモニタリング手順書／モニタリング計画書で定めておきましょう．

　企業治験では，治験依頼者あるいはCROのモニタリング担当者（モニター）が進捗状況を確認したり，定期的に医療機関を訪問して報告されたデータと原資料との照合を行うSDV（Source Data Verification，直接閲覧）を行ったりします．しかし，医師主導治験では治験依頼者がいませんので，CROなどに外部委託という方法が取られてきました．最近では，臨床研究中核病院等が設置しているARO（Academic Research Organization）内でモニターを育成し，当該治験に関与していない人がモニターとして活躍するということも増えてきています．AROが設置されている医療機関では，外部委託するか，医療機関内で対応可能か否か，相談して決めていきましょう．ARO対応でも外部委託でもモニタリン

グ費用が発生しますので，予算建ては必要です．

　医師主導治験のモニタリングが企業治験と大きく違う点は，モニタリング業務のあり方です．企業治験のモニターは，治験依頼者の指名を受けた者が治験の情報を医療機関に伝達し，医療機関の情報を収集するという情報交換の中心的役割を担っています．しかし，医師主導治験のモニターは，自ら治験を実施する者が指名した者に自ら実施している治験をモニタリングさせるという仕組みになっていますので，第三者的立場で治験を管理するという役割を担っています．自ら治験を実施する者は，モニターの教育・研修記録・履歴書等から十分な教育を受け，モニタリングに必要な科学的及び臨床的知識を有するモニターを指名していきましょう．企業治験と医師主導治験のモニターの役割の違いを**表6**に示します．

　企業治験では不明なことはモニターに確認ということがよく行われていますが，医師主導治験ではモニターを指名する者が自ら治験を実施する者（かつ治験責任医師）ということになりますので，治験実施上の疑問点等は自ら解決していかなければなりません．実施医療機関からの質問は，モニターではなく自ら治験を実施する者（多施設共同医師主導治験の場合は治験調整医師もしくは治験調整事務局）に尋ねてください．

　モニタリングの手法は，GCP第26条の7第1項のガイダンスに，「治験の目的，デザイン，盲検性，被験者に対する危険性のレベル，規模及びエンドポイント，当該治験実施医療機関及び治験の実施に係るその他の施設における実績等を考慮してモニタリングの適切な範囲及び方法を決定することとし，」と記載されているように，治験内容により異なります．必ずしもすべての症例のデーター一つを事細かくSDVしなくても，例えば，EDC (Electronic Data Capture) システムを用いている場合は，中央モニタリング（FAX，E－mail，電話等の通信手段を用いた施設を訪問せずに行うモニタリング）とSDVを組み合わせて実施したり，症例数や規模に応じてサンプリングSDVを実施したり，その手法もさまざまです．どのようなモニタリングを行っていくかは，治験準備段階からモニタリングを依頼した機関と，モニタリング手順書，モニタリング計画書等の内容をよく協議し，決定していきましょう．

　また，モニタリング報告書の内容は，治験責任医師が確認し，逸脱や問題点等の指摘を受けた場合は，再発を防止するための措置を講じる必要があります．もし，モニタリング報告書の内容に見解の相違が認められた場合は，モニターと協

表6 企業治験と医師主導治験におけるモニターの役割の違い

	企業治験	医師主導治験
担当者の指名者	治験依頼者	治験調整医師もしくは自ら治験を実施する者
モニタリング実施者	製薬企業もしくはCROの担当者	治験調整医師もしくは自ら治験を実施する者が指名した担当者（モニタリング対象となる医療機関で当該治験に従事していないもの）
モニタリング報告書提出先	治験依頼者	実施医療機関の長 自ら治験を実施する者
GCPにおける役割の定義	● 治験依頼者と治験責任医師，実施医療機関及び治験に係るその他の施設との間の情報交換の主役を務める	治験調整事務局が担当
	● 実施医療機関及び治験責任医師の要件を確認する	● 実施医療機関及び治験責任医師の要件を確認する
	● 治験薬に関する保存期間・保存条件，治験薬の適正使用，取扱い等を確認する	● 治験薬に関する保存期間・保存条件，治験薬の適正使用，取扱い等を確認する
	● 治験実施計画書に従った治験の実施を確認する	● 治験実施計画書に従った治験の実施を確認する
	● 被験者の適格性を確認する	● 被験者の適格性を確認する
	● 被験者の登録状況を確認し治験依頼者へ報告する	治験調整事務局が担当
	● 原資料等の適正な作成，保存を確認する	● 原資料等の適正な作成，保存を確認する
	● 実施医療機関の長及び治験責任医師又は治験分担医師がGCPに従って報告，通知及び提出を行っていることを確認する	● 実施医療機関の長及び治験責任医師又は治験分担医師がGCPに従って報告，通知及び提出を行っていることを確認する
	● 症例報告書が原資料等の治験関連記録と照合し，正確であることを確認する	● 症例報告書が原資料等の治験関連記録と照合し，正確であることを確認する
	● すべての有害事象が適切に報告されていることを確認する	● すべての有害事象が適切に報告されていることを確認する
	● 実施医療機関において保管すべき文書又は記録が保管されていることを確認する	● 実施医療機関において保管すべき文書又は記録が保管されていることを確認する

議し，次回モニタリング報告書に協議内容を記載し，見解の一致を図るよう対応しましょう．モニタリング報告書の内容修正は，ともすると，自ら治験を実施する者がモニターに圧力をかけて記録を改竄しているという疑惑さえ生じかねませんので，あらぬところに疑惑を生じさせないよう，モニタリング報告書の取り扱いについては十分注意しましょう．

　さらに，モニタリング報告書については，企業治験では治験依頼者が，医師主導治験では自ら治験を実施する者が指名した担当者が点検とフォローアップを実施し，文書化しておかなければなりません．自ら治験を実施する者は，モニタリング担当者だけでなく，フォローアップ担当者を指名することも忘れないようにしましょう．モニタリング報告書はIRBの継続審査として審議が必要となっています．モニタリング報告書がきちんとIRBで審議されているかは，定期的に確認しておきましょう．

6　監査

　監査は，「治験の品質保証のため，治験が本基準（GCP），治験実施計画書及び手順書を遵守して行われているか否かを通常のモニタリング及び治験の品質管理業務とは独立・分離して評価することにある（医薬品GCP第26条の9第1項ガイダンス）．」と記載されているように，モニタリング部門や品質管理（QC）部門とは別組織の担当者が行う必要があります．モニタリング同様，多くの場合はCRO等に外部委託を行っていると思いますが，AROでも監査部門を設置している場合は対応が可能です．

　監査には，治験システムに関する監査と，個々の治験に対する監査があります．治験システム監査は「治験実施医療機関及び治験の実施に係るその他の施設における治験のシステムが適正に構築され，かつ適切に機能しているか否かを評価するために行う（医薬品GCP第26条の9第1項ガイダンス）」ことであり，治験実施医療機関及びARO又はCROにおける治験のシステム，つまりは標準業務手順書が整備されているか，またそれに従って実施されているか否かの治験のプロセスを確認します．治験システム監査の実施時期は，監査を担当する機関（部門）との協議によりますが，治験開始前（症例登録前）に実施しておくのが良いでしょう．多施設共同治験の場合，すべての医療機関で監査を行うわけではなく1～数

施設が選定されます(選定する施設数は,通常は$\sqrt{n}$(nは施設数)で決めることが多いです).選定方法は監査を担当する機関(部門)が決めますので,いつ監査が入っても良いように監査対象資料は整備しておきましょう(必要であれば,すべての医療機関の監査を行うこともあります).

個々の治験に対する監査は,当該治験の規制当局に対する申請上の重要性,被験者数,治験の種類,被験者に対する危険性のレベル,治験データに疑問が生じる施設(症例数は多いのに有害事象が少ない等)等から,事前に作成した監査計画書に従って,また,モニタリング等で見いだされたあらゆる問題点を考慮して実施されます.監査時期は,治験開始時(症例登録後),治験中,治験終了後,いずれの時期でも実施されます.監査を行う医療機関は,治験システム監査同様,監査を担当する機関(部門)が以下の要素から選定されますので,監査が来ることが決定してからの準備ではなく,常に監査対象資料は整備しておきましょう.

監査担当者の指名もモニター指名と同様に,自ら治験を実施する者が指名します.監査担当者は,治験の実施,モニタリング等に直接関与していない,十分な教育・訓練と経験を有している者を指名するようにしましょう.

7 症例登録と割付

症例登録とは,治験実施計画書に従って,選択基準・除外基準を照合し,症例の適格性を確認し,当該治験の被験者として登録する業務を行います.

登録センターを設置し,治験責任医師／分担医師が候補被験者の的確性判断に必要な情報を電話,FAX,Web等を使って登録センターに連絡し,登録センターで登録作業を行います.単盲検試験や二重盲検試験などの盲検試験においては,治療群間の被験者数のバランスや薬剤のランダム割付,割付因子などによって各治療群間のバランスを取り,治療群間で比較可能になるよう登録業務と同時にどちらの治療群になるかを割り付ける割付業務を行います.登録センターを設置せずEDC上で症例登録や割り付けを行う場合もあります.

8 データマネジメント

データマネジメントとは,臨床試験の立案からデータが報告書としてまとめら

れるまでの全般に関わり，臨床試験の科学的評価の元となるデータの品質を確保するために行う業務です．データマネジメントは一般的にDMと略します．
データマネジメントは主に以下の業務を行います．

- 症例報告書 (CRF) 設計
- データベースシステムの構築
- DM仕様書の作成
- DMシステムのバリデーション
- システムの運用
- データクリーニング (クエリ発行，コーディング等)
- データ固定
- 解析データの作成，等

　最近では，医師主導治験でもEDC (Electronic Data Capture) システムを用いてデータ収集を行う治験が増えてきましたが，DMの業務はEDCでも紙CRFでも同様の業務を行うことになります．紙CRFの場合は，入力担当者がデータベースシステムにデータを入力します．

　DMを医療機関内で行うか，CRO等外部に委託するかは，治験計画立案段階から決めておく必要があります．「4 外部委託業者 (CRO) への業務の委託 (4章 p.38)」でも説明しましたように，CRO等外部委託の場合は資金確保をしなくてはなりませんので，予め予算建てをしておきましょう．また，自施設内部のDMに業務を依頼したとしても費用が発生する場合もありますので，確認しておきましょう．

　DMシステムの運用開始は治験開始時ですので，それまでにCRF設計，データベースシステムの構築，DM関連資料の作成，CRFマニュアル作成，DMシステムバリデーション等，運用が円滑に進むように準備しておく必要があります．これらを行っていくには最低3ヵ月は必要とされていますので，治験実施計画書案作成段階から，コンタクトを取っていくようにしましょう．

　また，EDCシステム，データベースシステム等，データの処理に電子データ処理システムを用いる場合には，そのシステムのシステムバリデーションを行うとともに，そのシステムが「真正性」「見読性」「保存性」を保持していること，適切な運用体制で運用するための手順書の作成，なりすましを防止するためのIDやパスワードの適切な管理方法の設定を行う必要があります．事前にシステムの

機能を確認するとともに，利用前に関係者の教育・訓練を行うことができるシステムを導入しましょう．

治験開始後は，データチェックを行い，クエリ発行や，EDCの場合は不具合等への対応等を行っていきます．また，治験終了後はデータクリーニング，データ固定を行い，解析データの作成へとつながっていきますので，DM担当者とは常に情報共有していくようにしましょう．また，症例報告書を記入する上で「症例報告書の作成及び修正に関する手引き」は必ず必要になりますので，作成忘れがないように注意しましょう．

9　統計解析担当者（生物統計家）

統計解析担当者は，生物統計学的観点から主に以下の業務を行います．統計解析担当者の業務は，医師主導治験でも企業治験と大きな違いはありません．

- プロトコル作成支援（解析関連部分，症例数設計含む）
- 統計解析計画書の作成
- 解析プログラムの作成・結果出力・バリデーション
- 中間解析の実施
- キーオープン会での解析実施
- 解析報告書作成
- 総括報告書（解析関連部分）の作成支援
- 申請資料（CTD対応）作成のための解析の実施
- 臨床試験の解析業務に関する各種コンサルティング

生物統計家には，臨床試験計画を立案する段階からプロジェクトメンバーとして参加してもらうことが必要です．

10　メディカルライティング担当者

メディカルライティング担当者は，医薬品や医療機器の開発計画から承認に必要な申請書類や報告書等を作成します．医薬品，医療機器等の品質，有効性及び安全性の確保等に関する法律や各種ガイドラインに沿って，治験実施に関する各

種申請書類の作成や薬事承認取得に必要な各種申請書類，報告書等の作成を短期間で行います．特に臨床開発におけるライティングの正確さ迅速さは重要であり，申請や承認のスピードに違いがでてきます．医師主導治験ではメディカルライティング担当者の業務は，自ら治験を実施する者が行うことが可能です．

医師主導治験におけるメディカルライティング担当者は下記のような業務を行います．

- 治験等に関する資料作成支援
（治験計画届書，試験実施計画書，同意説明文書（案），症例報告書，治験薬概要書等）
- 治験におけるさまざまな報告書作成支援（副作用報告書，総括報告書等）
- 薬事コンサルティング
- 英語論文等参考資料の和訳

11 効果安全性評価委員会

効果安全性評価委員会は，自ら治験を実施する者が，必要に応じて臨床試験の安全性，有効性を客観的に評価してもらうために設置できる委員会です．効果安全性評価委員会の委員は，治験の進行，安全性データ及び重要な有効性エンドポイントを適切な間隔で評価し，自ら治験を実施する者に治験の継続，治験実施計画書の変更，又は治験の中止を勧告します．客観性が求められるため，治験薬提供者，治験責任医師及び治験調整医師から独立した委員会であるため，独立データモニタリング委員会とも呼ばれます．

委員は3名以上から構成されます．安全性評価のみを行う効果安全性評価委員会の場合の委員は医師のみでも構いませんが，有効性の評価を行う場合は，必ず生物統計家を1名以上委員に加えることが必要です．また，中間解析を行う治験デザインの場合（有効性の評価を行う場合），自ら治験を実施する者・治験調整医師（治験調整委員会）・治験調整事務局，モニター等が事前に有効性データを知ることによって評価にバイアスを加えないようにするため，効果安全性評価委員会事務局も開発業務支援体制から独立させる必要があります．安全性評価のみを行う場合の委員会事務局は，治験調整事務局が行うことも可能です．

医師主導治験の効果安全性評価委員会の委員は，医師主導臨床試験に精通して

いる人で，委員自らも医師主導治験の経験がある人が望ましいです．このような委員であれば，医師主導治験の実施の困難さを理解してもらえ，医師主導治験実施にとって無理のない実現可能な良いアドバイスを提供してもらえる場合もあります．

12 中央判定委員会

　臨床試験の過程において，被験者登録時や試験実施中・終了後における各種臨床データ等を，治験責任医師・治験分担医師以外のあらかじめ定められた複数の評価者が客観的に評価・解析する委員会を中央判定委員会といいます．実施計画からの逸脱を低く抑えるために，被験者登録時に行われる被験者の適格性を確認するための中央判定もあれば，治験実施中や治験実施後に臨床試験の安全性や有効性を客観的に判断するために行われる中央判定もあります．治療効果判定が臨床試験のエンドポイントである場合，画像（CT，MRI，核医学検査，内視鏡検査等の医用画像）や心電図等のチャートなどでの効果判定は評価者が異なることによって評価がばらつく可能性があります．このように判定結果の品質管理が必要な場合には，中央判定を行い，評価者を統一することで評価者間のばらつきを最小限に抑えることができます．中央判定委員会の委員は，施設担当医とは独立している必要があります．中央判定員会を設置した場合，中央判定委員会の意見は治験責任医師の意見より優先されます．また，中間解析を行う場合には，評価結果を自ら治験を実施する者や治験調整事務局等が事前に解析結果を知ることがないようにするため中央判定委員会の事務局も第三者へ委託する必要があります．

　中央判定委員会を開催する場合，臨床データに個人情報が含まれている場合には個人情報を削除してからデータを取りまとめる機関へ送付する必要があるため，送付手順も含め明確にしておく必要があります．

　中央判定会開催までのデータの取り扱いについては，事前に手順書等で定めておくなどの対応が必要です．

業務手順書の作成

　治験を実施する際には，事前に必要な業務に対して業務の標準化を行うために手順書や手引きを作成する必要があります．手順書とは，治験に関する各々の業務が，恒常的に又は均質に，かつ適正に実施されるよう手順を詳細に定めた文書のことです．CROやAROなどの支援組織に手順書が整備されている場合は，それを準用することも可能です．しかしながら，支援組織に手順書が整備されている場合であっても，モニタリングや監査，データマネジメントなどについては，治験実施計画書ごとに実施計画を作成する必要があるため，手順書以外にも計画書の作成や計画書で定めたチェックリスト等の事前作成が必要となります．

　治験実施計画書の内容に従って，作成する手順書や手引きも変わってきますが，一般的には下記のような手順書や手引きを作成する必要があります．

①治験調整委員会への業務委嘱に関する手順書
②治験調整委員会の業務に関する手順書
③治験実施計画書及び症例報告書の見本の作成に関する手順書
④治験薬概要書作成に関する手順書／治験機器概要書作成に関する手順書
⑤説明文書及び同意文書作成に関する手順書
⑥被験者の健康被害補償に関する手順書
⑦安全性情報の取扱いに関する手順書
⑧記録の保存に関する手順書
⑨治験薬の管理に関する手順書／治験機器の管理に関する手順書
⑩効果安全性評価委員会に関する手順書
⑪モニタリングに関する手順書
⑫監査の実施に関する手順書
⑬総括報告書作成に関する手順書
⑭データマネジメントに関する手順書
⑮統計解析に関する手順書
⑯症例報告書作成および修正に関する手引き
⑰精度管理の確認に関する手引き

治験実施計画書の作成

　治験実施計画書を作成する場合，自ら治験を実施する者によって治験実施計画書等関係文書の素案が作成され，「プロトコル委員会」と呼ばれる専門家の集団を結成しプロトコルを作成し固定されることが一般的です．プロトコル委員会のメンバーは，自ら治験を実施する者，生物統計家，臨床薬理専門家等です．プロトコル委員会のメンバーになるモニターは，当該治験のモニタリング業務を担当しない人であることが望まれます．プロトコル委員会の設置は必ずしも必要ではありませんが，治験実施計画書の作成の経緯については第三者が理解できるように経緯を残しておく必要があります．会議を開催した場合は，必ず会議の議事次第，会議資料，参加者リスト，議事録を作成し，記録を残しておくことが大事です．また，作成した治験実施計画書の内容については，すべての自ら治験を実施する者が合意している必要があります．合意書等を作成し，署名をもらっておくと合意していることが明確になります．

　治験実施計画書が固定される前に，CRCがレビューし，実施体制に沿った内容に修正することができるとより良い計画になりますので，CRCにレビューを依頼しましょう．

　医薬品GCP第15条の4第4項には「自ら治験を実施しようとする者は，被験薬の品質，有効性及び安全性に関する事項その他の治験を適正に行うために重要な情報を知ったときは，必要に応じ，当該治験実施計画書を改訂しなければならない．」と記載されています．したがって，治験実施計画書は作成したら終わりではなく，定期的な見直しが必要です．

　治験実施計画書には，医薬品GCP第15条の4に記載された下記の事項を必ず記載しなければなりませんので，注意しましょう．

　①自ら治験を実施しようとする者の氏名及び職名並びに住所
　②治験の実施の準備及び管理に係る業務の全部又は一部を委託する場合にあっては，当該受託者の氏名，住所及び当該委託に係る業務の範囲
　③治験の実施に係る業務の一部を委託する場合にあっては，当該受託者の氏名，住所及び当該委託に係る業務の範囲

④治験実施医療機関の名称及び所在地
⑤治験の目的
⑥被験薬の概要
⑦治験薬提供者の氏名及び住所
⑧治験の方法
⑨被験者の選定に関する事項
⑩原資料の閲覧に関する事項
⑪記録（データを含む．）の保存に関する事項
⑫治験調整医師に委嘱した場合にあっては，その氏名及び職名
⑬治験調整委員会に委嘱した場合にあっては，これを構成する医師又は歯科医師の氏名及び職名
⑭第26条の5に規定する効果安全性評価委員会を設置したときは，その旨

【当該治験が被験者に対して治験薬の効果を有しない，又は同意を得ることが困難な者を対象にすることが予測される場合】
①当該治験が第50条第1項の同意を得ることが困難と予測される者を対象にしなければならないことの説明
②当該治験において，予測される被験者への不利益が必要な最小限度のものであることの説明

【同意を得ることが困難な者を対象にすることが予測される場合】
①当該被験薬が，生命が危険な状態にある傷病者に対して，その生命の危険を回避するため緊急に使用される医薬品として，製造販売の承認を申請することを予定しているものであることの説明
②現在における治療方法では被験者となるべき者に対して十分な効果が期待できないことの説明
③被験薬の使用により被験者となるべき者の生命の危険が回避できる可能性が十分にあることの説明
④第26条の5に規定する効果安全性評価委員会が設置されている旨

治験薬概要書の作成

　治験を実施するには，必ず治験薬概要書の作成が必要です．治験薬概要書は，治験薬の品質試験，非臨床試験が終了したら，速やかに作成しましょう．医薬品GCP第15条の5には，「自ら治験を実施しようとする者は，被験薬の品質，有効性及び安全性に関する事項その他の治験を適正に行うために重要な情報を知ったときは，必要に応じ，当該治験薬概要書を改訂しなければならない．」と記載されています．したがって，治験実施計画書と同様に，定期的な情報更新のための治験薬概要書の改訂が必要です．

　治験薬提供者となる製薬企業が決定している場合は，治験薬概要書作成にあたり，事前に契約を締結し，情報を提供していただき，作成しましょう．また，治験薬の安全性情報等も随時提供いただき，必要に応じて改訂していきましょう．

　治験薬概要書に記載すべき内容は医薬品GCP第15条の5に記載された下記内容となります．
　①被験薬の化学名又は識別記号
　②品質，毒性，薬理作用その他の被験薬に関する事項
　③臨床試験が実施されている場合にあっては，その試験成績に関する事項

補償・賠償保険への加入

　医師主導治験を行う場合，医薬品GCP第15条の9（被験者に対する補償措置）には，「自ら治験を実施しようとする者は，あらかじめ，治験に係る被験者に生じた健康被害（受託者の業務により生じたものを含む.）の補償のために，保険その他の必要な措置を講じておかなければならない.」と規定されています．また，医薬品GCP第51条（説明文書）への記載内容にも「健康被害の補償に関する事項」を含める必要があります．

　「保険その他必要な措置を講じる」とは，民事上の賠償責任の他に，過失がなくても治験と健康被害との間の因果関係について少なくとも合理的な可能性があり因果関係を否定できない場合には補償責任を負うことを意味しています．医薬品，医療機器等の品質，有効性及び安全性の確保等に関する法律，医薬品GCPでは補償措置としての具体的内容までは定めていませんが，多くの治験で医薬品企業法務研究会（「医法研」）の「医法研補償のガイドライン」が利用されています．医法研補償のガイドラインでは，治験の補償内容を「医療費」「医療手当」及び「補償金」としてルールを示しています．治験保険で対応しているのは，このうち「補償金」のみとなります．「医療費」及び「医療手当」を補償する場合は，自ら治験を実施する者の負担となりますのでその点も踏まえ研究費を準備していきましょう．

　医師主導治験の準備として，IRB申請前に保険加入について検討する必要があります．「医法研補償のガイドライン」では，補償内容とは基本的には一定水準を超える健康被害（死亡又は後遺障害）の救済を示しています．つまりは「医療費」「医療手当」「補償金」を十分にカバーできるもの，例えば，治験実施医療機関の補償規程等に基づく医療の提供，医療機関独自に補償等が用意できるのであれば，保険への加入は必要ないということになります．また，抗ガン剤や免疫抑制剤等，疾患や重症度によっては保険加入が出来ない治験もあります．計画している治験の対象疾患，治験デザイン等から保険加入の要否を決定していきましょう．**表7**に示すように，医師賠償保険のみでは，カバーされない範囲がありますので，十分理解したうえで決定しましょう．

表7 医師賠償保険と医師主導治験保険の担保する範囲の違い

	医師賠償責任保険	医師主導治験保険
医療行為による過失のある場合	○	×
治験業務（医療行為は除く）による過失のある場合（プロトコルの誤り，同意取得時の説明等）	×	○（賠償責任条項）
治験業務（医療行為は除く）による過失のない場合（副作用等）	×	○（補償責任条項）
治験薬による過失のない場合	×	○（補償責任条項）

　過失のある医療行為に起因する健康被害に関しては，医師主導治験保険ではカバーされません．したがって，医師主導治験を実施する医師は，医師主導治験保険に加入するとともに，医師賠償責任保険にも加入していることを必ず確認してください．また，企業治験では製薬企業が治験薬の欠陥に起因する賠償事故に備えてPL保険に加入しています．医師主導治験の場合も，被保険者の範囲に治験薬提供者を含めることが可能な場合がありますので，事前に保険会社に相談しておきましょう．

　治験保険への加入が必要と判断した場合は，次のステップとして，保険会社からの見積入手を行いましょう．現在ある保険会社のうち，医師主導治験の保険を取り扱っているのは以下の3社となります．
　①株式会社損保保険ジャパン（損保ジャパン）
　②東京海上日動火災保険株式会社（東京海上日動）
　③三井住友海上火災保険株式会社（三井住友海上）
　なお，補償責任条項の担保範囲は保険会社により異なります．公正を期すためにも2社以上からの見積を入手しましょう．見積は，国立大学の場合は国大協サービス，また国立大学以外は保険代理店を通して入手するのがよいでしょう．

　IRB審議の資料として保険加入した場合は「付保証明書」等，補償の内容を記載した「補償概要」の提出が求められます．「付保証明書」は保険の申し込みをした後，保険証書が発行されるまでの間に保険会社から発行されるものです．被験者に補償内容を説明するための「補償概要」は，補償金がある場合に補償をする人，つまり自ら治験を実施する者が作成することになります．「補償概要」は被験者に提供する資料でもありますので，わかりやすい表現で作成していきましょう．

説明文書・同意文書（雛形）の作成

　説明文書・同意文書は，治験責任医師が作成しなければなりません．多施設共同医師主導治験の場合，治験調整委員会（治験調整医師）が作成することができるのは，全施設共通の「雛形」となります．多施設共同試験の場合は，各施設が個別に説明文書・同意文書を作成するのではなく，治験調整委員会（治験調整医師）が全施設の雛形を作成し，それを提供することで必要な項目の漏れを防ぐことができます．多施設共同治験の場合，雛形の作成があれば，雛形を治験計画届書に添付することで各施設の説明文書・同意文書を添付する必要はありません．

　説明文書・同意文書の作成については，GCP第51条で記載事項が決められています．したがって，**表8**を記載した説明文書・同意文書を作成しなければなりません．

表8　説明文書・同意文書に記載が必要な項目

① 当該治験が試験を目的とするものである旨
② 治験の目的
③ 治験責任医師の氏名，職名及び連絡先
④ 治験の方法
⑤ 予測される治験薬による被験者の心身の健康に対する利益（当該利益が見込まれない場合はその旨）及び予測される被験者に対する不利益
⑥ 他の治療方法に関する事項
⑦ 治験に参加する期間
⑧ 治験の参加を何時でも取りやめることができる旨
⑨ 治験に参加しないこと，又は参加を取りやめることにより被験者が不利益な取扱いを受けない旨
⑩ 被験者の秘密が保全されることを条件に，モニター，監査担当者及び治験審査委員会等が原資料を閲覧できる旨
⑪ 被験者に係る秘密が保全される旨
⑫ 健康被害が発生した場合における治験実施医療機関の連絡先
⑬ 健康被害が発生した場合に必要な治療が行われる旨
⑭ 健康被害の補償に関する事項
⑮ 当該治験の適否等について調査審議を行う治験審査委員会の種類，各治験審査委員会において調査審議を行う事項その他当該治験に係る治験審査委員会に関する事項
⑯ 当該治験に係る必要な事項

治験実施申請書に添付するその他資料（雛形）の作成

　治験審査委員会に審査を依頼する場合に添付する治験実施申請書には，治験実施計画書，治験薬概要書以外にも下記のような資料を添付する必要があります．

　多施設共同医師主導治験の場合には，治験調整医師もしくは治験調整事務局で雛形を準備しておくと，申請漏れ，記載事項の漏れ等を防ぐことができます．

　下記のような資料は，雛形を作っておくと便利です．

- 治験実施申請書：調整医師（調整事務局）が作成するIRB審査資料が明確になります
- 治験参加カード
- 補償の概要
- 治験の費用に関する事項を記載した文書（被験者への支払（支払がある場合）に関する資料）

臨床試験の登録

　治験・臨床研究は，治験・臨床研究の透明性を確保し，被験者保護と治験・臨床研究の質が担保されるよう，世界保健機関 (WHO) が主導し，原則として事前に当該情報を適切に公開することが求められています．

　日本では，WHOが指定する治験・臨床研究登録機関として表9に示した3つの登録機関が認められています．以下の3つの臨床研究登録機関にある情報を国立保健医療科学院のポータルサイト (URL：http://rctportal.niph.go.jp/) では，登録機関を横断的に検索することが可能です．

　海外では，WHO International Clinical Trials Platform, ClinicalTrials.gov, ICRCTN Register, EudraCT, National Cancer Institute, NCRNなど数多くの登録システムが存在しています．

　いずれの登録機関でも登録することができますが，いずれか1つに登録してあれば医学雑誌編集者国際委員会 (International Committee of Medical Journal Editors：ICMJE) の論文投稿の要件を満たすことができます．現在のところ，各登録機関での登録対象の臨床試験の主なものとして，UMIN臨床試験登録システム (UMIN-CTR) は臨床研究，日本医師会の臨床試験登録システムは医師主導治験・医療機器，日本医薬情報センターのJapicCTIは企業治験，となっています．治験調整医師／治験調整事務局は，各登録機関の登録手順を確認し，最初の被験者が治験に参加する前までに登録を完了しておきましょう．登録完了となるには数日を要することもありますので，1症例目の登録開始の約2週間前までには完

表9 治験・臨床研究登録機関情報

登録機関名	システム名	URL
国立大学附属病院長会議	UMIN臨床試験登録システム	http://www.umin.ac.jp/ctr/index-j.htm
財団法人日本医薬情報センター	JapicCTI	http://www.clinicaltrials.jp/user/cte_main.jsp
社団法人日本医師会	臨床試験登録システム	https://dbcentre3.jmacct.med.or.jp/jmactr/

了し，公開されていることを確認しておくことをお勧めします（公開されていなければ，登録されていないことと同じになります）．

　登録完了後は登録番号が発行されますので，参加施設に番号を知らせておきましょう．
　また，治験開始後，治験実施計画書の変更が行われた場合や治験の進捗に応じて更新を行う必要があります．治験が終了した場合も治験結果の登録は速やかに行いましょう．臨床試験登録データのフォローアップとして，定期的に登録機関から進捗確認のメールが送られてきます．治験の進捗状況を把握し，情報の更新を行ってください．メールは，治験の代表（治験調整医師等），臨床試験を登録した方，治験代表施設のIRBの窓口担当者にも送られてきます．臨床試験登録を行う際には，それぞれの担当者への情報提供も忘れずに行いましょう．

利益相反（COI）状況の確認

　利益相反とは，外部から得る経済的な利益と教育・研究等で必要とされる「公正」かつ「適正」な責任を有する立場の者が，判断が損なわれる，または損なわれるのではないかと第三者からの懸念が生じかねない事態のことを言います．利益相反は，必ず生じ得るものであるため，利益相反があることが問題ではなく，利益相反があることによって研究の倫理性や科学性に懸念が生じることがないように，対応することが大切です．そのために，臨床試験を行う場合は，関係する製薬企業等との利益相反関係を明確にし，第三者の審査を受けておくことが求められます．

　効果安全性評価委員会を設置する場合は，効果安全性評価委員会が第三者として判断ができることを確認するため，治験調整医師は，効果安全性評価委員会の委員の利益相反の有無も確認しておきましょう．

治験審査委員会（IRB）への申請準備

　IRBへの申請準備は，各治験実施医療機関ごとに各実施医療機関の自ら治験を実施する者，治験事務局，CRC等が協力して行います．治験調整事務局は，申請資料の提供は行いますが，資料の印刷を含め申請書類の作成は行いません．

　IRBへの申請準備を行うに当たり，治験調整事務局と密に連絡を取りましょう．説明文書・同意文書について，治験調整事務局から雛形の提供がなかった場合は，各治験実施医療機関が作成しなければなりません．

　治験実施医療機関ごとにIRBへ申請を行う場合，業務の効率化・迅速化，軽減及び経費の削減を図るために設置された一つのIRB（以下，共同IRBという）で一括して審査を行う場合，いずれの場合でも，治験計画届書に審査したIRBを記載する必要がありますので，審査を依頼するIRBは事前に決めておきましょう．

　共同IRBと呼ばれるようなIRBへ申請を行う場合は，治験実施医療機関ごとに共同IRBへの申請が可能な体制になっているか，医師主導治験の実施に関する手順書の内容を確認しておくことが必要です．

　治験責任医師は，CRC，治験調整医師／調整事務局と連携しながら，自施設のIRB審査に必要な資料を準備していくと良いでしょう．治験調整医師／調整事務局から入手する資料は，IRB申請する前に事前に確認し，自施設のIRB審査基準に合致しているかどうか，審査に不足している資料がないかどうか，治験責任医師あるいはIRB事務局とともに十分検討する必要があるでしょう．また，治験責任医師とCRCで，自施設のみに必要な資料を作成する場合もあります．医師主導治験で審査を受けるIRBが求めている資料が何かを事前に確認しておきましょう．

治験計画届書の作成及びPMDAへの提出

　医師主導治験の場合に企業治験と大きく違うのは，治験計画届書の提出手順です．企業治験の場合は，治験計画届書提出後にIRB審査が行われますが，医師主導治験の場合は，施設のIRB審査にて承認が得られた後，治験計画届書が提出されます（図6）．治験計画届書には，各施設の治験責任医師，治験分担医師情報，IRB情報が必要となりますので，治験調整医師／事務局へ情報提供を行いましょう．実施医療機関では，治験計画届書（控え）は，治験調整医師／調整事務局から写しを入手し，保管しておいてください．

　治験計画届書の記載内容については，通知により決まっています．最近では，XML形式での届書提出も可能となっています．記載内容については，独自のルールがあるため，事前に通知を読んで把握しておきましょう．

　治験責任医師，治験分担医師の氏名及び氏名よみかなは，治験計画届書記載事項となっています．治験責任医師の変更は，変更前の届出が必要です．治験分担医師の変更の場合は，変更後6ヵ月以内の届出が必要です．治験分担医師・治験協力者リストの変更時には，治験計画変更届書の提出も忘れず行いましょう．治験調整事務局へ連絡する際には，氏名よみかなも忘れず連絡しましょう．

　また，多施設共同医師主導治験で，治験計画変更届書（図7）で治験実施施設を追加する場合は，実施施設の追加は変更後6ヵ月以内の届出事項となっていないため，変更日は，IRB承認日ではなく，届出提出日として記載し，提出しましょう．

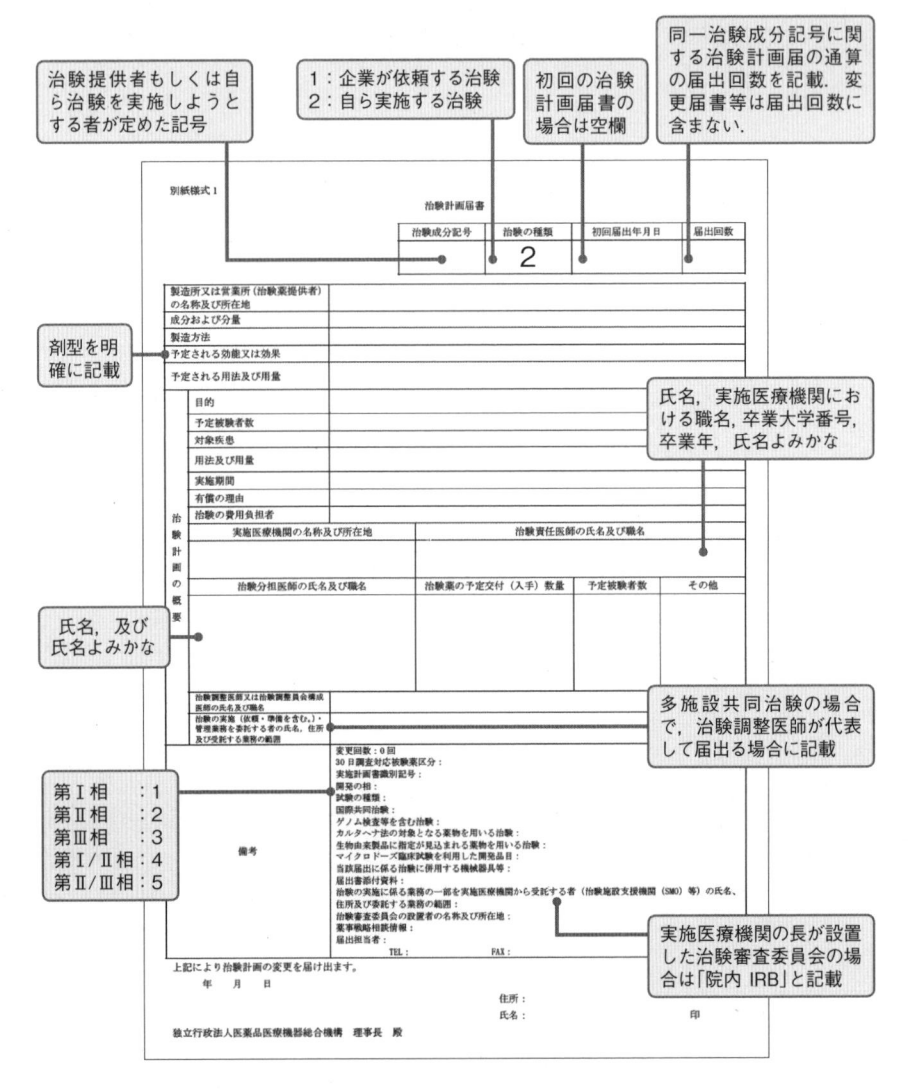

図6 治験計画届書の記載

＊XML 形式の場合は，記載内容は同じですが表記が異なります

5 医師主導治験の準備をしよう

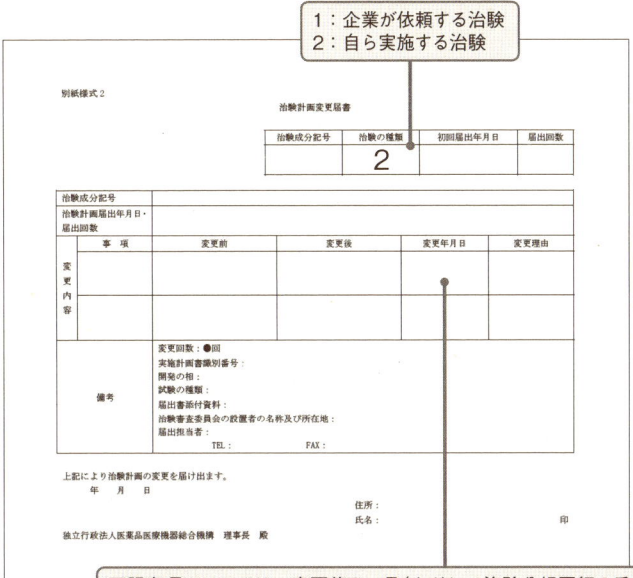

```
                    ┌─────────────────────┐
                    │ 1：企業が依頼する治験 │
                    │ 2：自ら実施する治験  │
                    └──────────┬──────────┘
                               │
  別紙様式2              治験計画変更届書
                ┌──────────┬──────────┬──────────┬──────────┐
                │治験成分記号│治験の種類 │初回届出年月日│届出回数 │
                ├──────────┼──────────┼──────────┼──────────┤
                │          │    2     │          │         │
                └──────────┴──────────┴──────────┴──────────┘

     ┌──────────────────┬──────────────────────────────────────┐
     │治験成分記号      │                                      │
     ├──────────────────┼──────────────────────────────────────┤
     │治験計画届出年月日・│                                      │
     │届出回数          │                                      │
     ├────┬─────┬───────┬───────┬───────┬───────────┤
     │    │事 項│ 変更前 │ 変更後 │変更年月日│ 変更理由 │
     │変更│     │       │       │         │         │
     │内  │     │       │       │         │         │
     │容  │     │       │       │         │         │
     ├────┴─────┴───────┴───────┴───────┴───────────┤
     │         変更回数：●回                                │
     │         実施計画書識別番号：                         │
     │         開発の相：                                   │
     │  備考   試験の種類：                                 │
     │         届出書添付資料：                             │
     │         治験審査委員会の設置者の名称及び所在地：     │
     │         届出担当者：                                 │
     │                    TEL：        FAX：                │
     └──────────────────────────────────────────────────────┘

     上記により治験計画の変更を届け出ます。
            年 月 日
                                        住所：
                                        氏名：              印
     独立行政法人医薬品医療機器総合機構　理事長　殿
```

下記事項については、変更後6ヵ月（ただし、治験分担医師の氏名の変更並びに追加及び削除のみの変更については1年）を目安としてまとめて届出可

- 実態の変更を伴わない製造所又は営業所の名称及び所在地並びに営業コードの変更
- 実態の変更を伴わない成分及び分量・製造方法の変更
- 治験調整医師（届出代表者を除く）及び治験調整委員会の構成医師の削除並びに治験調整医師及び治験調整委員会の構成医師の氏名，所属機関，職名の変更
- 治験の実施の準備及び管理に係る業務の全部又は一部を受託する者（開発業務受託機関（CRO））の氏名，住所及び委託する業務の範囲の変更並びに追加及び削除
- 治験届出者の氏名及び住所の変更
- 届出担当者の氏名，所属及び電話・FAX番号の変更並びに追加及び削除（変更後の担当者と連絡が取れるよう体制を整備しておくこと）
- 実施医療機関の名称・実施診療科及び所在地・代表電話番号の変更
- 治験責任医師の氏名及び職名の変更
- 治験分担医師の氏名の変更並びに追加及び削除
- 治験の実施に係る業務の一部を実施医療機関から受託する者（治験施設支援機関（SMO）等）の氏名，住所及び委託する業務範囲の変更並びに追加及び削除
- 治験審査委員会の設置者の名称及び所在地の変更並びに追加及び削除

図7 治験計画変更届書の記載
＊ XML形式の場合は，記載内容は同じですが表記が異なります

79

治験薬・治験資材の搬入

　日本で初めて治験届を提出した場合 (初回申請の場合)，治験薬は治験届を提出した日から30日経過しなければ搬入してはいけないことになっています (医薬品GCP第26条の2ガイダンス7項)．初回申請以外の場合は，2週間経過しなければ搬入してはいけないことになっています．したがって，搬入日はその日を過ぎてからにするように注意しなければなりません．

　また，治験で必要な資材については，統一すべきものは治験調整事務局で準備し搬入する，もしくは商品名を特定し各自で購入する等，対応を決めておくことが必要です．

臨床検査等の精度管理

　医薬品GCP第4条ガイダンス第1項4及び第15条の2ガイダンス第1項6において，自ら治験を実施する者は，治験に係る検体等の検査機関（実施医療機関の検査室等を含む）において，当該検査機関における「精度管理等を保証する記録等を確認すること」が求められています．どの検査機器を確認するかは，事前に決めておき，確認した内容については記録を残しておくことが必要です．特に，治験において主要評価項目を測定するような検査機器については，精度管理が行われていることを確認し，確認したことを記録しておくことは必須です．

関連通知・ガイドライン等参考資料

- 原薬GMPのガイドラインについて　　　　　　　　　　　　平成13年11月2日 医薬発第1200号
- 生物薬品（バイオテクノロジー応用医薬品／生物起源由来医薬品）の規格及び試験方法の設定について
　　　　　　　　　　　　　　　　　　　　　　　　　　　　平成13年5月1日 医薬審発第571号
- 治験薬の製造管理，品質管理等に関する基準（治験薬GMP）について
　　　　　　　　　　　　　　　　　　　　　　　　　　　平成20年7月9日 薬食発第0709002号
- 治験薬の製造管理，品質管理等に関する基準（治験薬GMP）に関するQ&Aについて
　　　　　　　　　　　　　　　　　　　　　　　　　　　　　　　平成21年7月2日 事務連絡
- 「新医薬品の製造又は輸入の承認申請に際し承認申請書に添付すべき資料の作成要領について」に関するQ&Aについて　　　　　　　　　　　　　　　　　　　　　　　平成16年5月24日 事務連絡
- 徐放性製剤（経口投与製剤）の設計及び評価に関するガイドラインについて
　　　　　　　　　　　　　　　　　　　　　　　　　　　　　昭和63年3月11日 薬審1第5号
- 「抗体医薬品の品質評価のためのガイダンス」について
　　　　　　　　　　　　　　　　　　　　　　　　　平成24年12月14日 薬食審査発1214第1号
- 原薬の開発と製造（化学薬品及びバイオテクノロジー応用医薬品／生物起源由来医薬品）ガイドラインについて　　　　　　　　　　　　　　　　　　　　平成26年7月10日 薬食審査発0710第9号
- 再生医療等製品の安全性に関する非臨床試験の実施の基準に関する省令の施行について
　　　　　　　　　　　　　　　　　　　　　　　　　　平成26年8月12日 薬食発0812第20号
- 医薬品，医療機器及び再生医療等製品の製造販売承認申請等の際に添付すべき医薬品，医療機器及び再生医療等製品の安全性に関する非臨床試験に係る資料の取扱い等について
　　　　　　　　　　　　　　　　　　　　　　　　　　　　　　　　　薬食審査発1121第9号
　　　　　　　　　　　　　　　　　　　　　　　　　　平成26年11月21日 薬食機参発1121第13号
- リスクに基づくモニタリングに関する基本的考え方について
　　　　　　　　　　　　　　　　　　　　　　　　　　　　　　　平成25年7月1日 事務連絡
- モニタリング計画書（平成27年4月1日）　　　　日本医師会治験促進センターホームページ
- データモニタリング委員会のガイドラインについて　　平成25年4月4日 薬食審査発0404第1号
- 日本医学会 医学研究のCOIマネージメントに関するガイドライン　　　　2011年8月制定
　　　　　　　　　　　　　　　　　　　　　　　　　　　　　　　　　　　　2014年2月改定
　　　　　　　　　　　　　　　　　　　　　　　　　　　　　　　　　　2015年3月一部改定
- 医薬品企業法務研究会（医法研）　被験者の健康被害補償に関するガイドライン
　　　　　　　　　　　　　　　　　　　　　　　　　　　　　　　　　　平成11年3月公表
- 抗悪性腫瘍薬の臨床評価方法に関するガイドライン　　平成3年2月4日 薬新薬第9号
- 世界保健機関による日本の治験・臨床研究登録機関の認定について（Japan Primary Registries Networkの認定について）　　平成20年10月17日厚生労働省医政局研究開発振興課治験推進室
- 「医薬品の臨床試験の実施の基準に関する省令の一部を改正する省令」（治験審査委員会の質及び機能の向上関係）の施行について　　　　　　　　　　　平成18年4月1日 薬食審査発第401001号
- 治験審査委員会に関する情報の登録について　　　　平成25年5月15日 薬食審査発第515005号
- GCP第26条の2ガイダンス＜第7項＞1
　治験における臨床検査等の精度管理に関する基本的考え方について　　平成25年7月1日 事務連絡

5 医師主導治験の準備をしよう

薬物の治験計画届関係

- 治験の依頼をしようとする者による薬物に係る治験の計画の届出等に関する取扱いについ
  平成25年5月31日 薬食審査発0531第8号
- 自ら治験を実施しようとする者による薬物に係る治験の計画の届出等に関する取扱いについて
  平成25年5月31日 薬食審査発0531第4号
- 薬物に係る治験の計画の届出等に関する取扱いについて
  平成22年12月27日 薬食審査発1227第1号
- 自ら治験を実施しようとする者による薬物に係る治験の計画の届出等に関する取扱いについて
  平成22年12月27日 薬食審査発1227第5号に関するQ&A
- 薬物に係る治験の計画の届出等に関する取扱いについて　平成9年3月27日 薬審第273号
- 薬物に係る治験の計画の届出等に関する取扱いについて　平成12年8月1日 医薬審第908号
- 「薬物に係る治験の計画の届出等に関する取扱いについて」の一部改正について
  平成20年3月21日 薬食審査発第0321001号
- 「自ら実施する薬物に係る治験の計画の届出等に関する取扱いについて」の一部改正について
  平成17年10月25日 薬食審査発第1025001号

機械器具等の治験に関する関連通知

- 機械器具等に係る治験の計画等の届出の取扱い等について
  平成25年3月29日 薬食機発0329第10号
- 機械器具等に係る治験の計画等の届出様式の一部改正について
  平成21年4月1日 薬食発第0401012号

加工細胞等の治験に関する関連通知

- 加工細胞等に係る治験の計画等の届出等について　平成26年8月12日 薬食発0812第26号
- 加工細胞等に係る治験の計画等の届出の取扱い等について
  平成26年8月12日 薬食機参発0812第1号

申請手続き実施要項

- 独立行政法人医薬品医療機器総合機構が行う審査等業務に係る申請・届出等の受付等業務の取扱いについて
  平成17年3月30日 薬機発第0330003号
- 「独立行政法人医薬品医療機器総合機構が行う審査等業務に係る申請・届出等の受付等業務の取扱いについて」の一部改正について　平成24年3月21日 薬機発第0321025号
- 「薬物に係る治験の計画の届出等に関する取扱いについて」の一部改正について
  平成20年03月21日 薬食審査発第321001号
- 独立行政法人医薬品医療機器総合機構が行う対面助言，証明確認調査等の実施要綱等について
  平成24年3月2日薬機発第0302070号
  一部改正 平成26年6月30日
  一部改正 平成26年11月21日

6

医師主導治験の管理（実施）

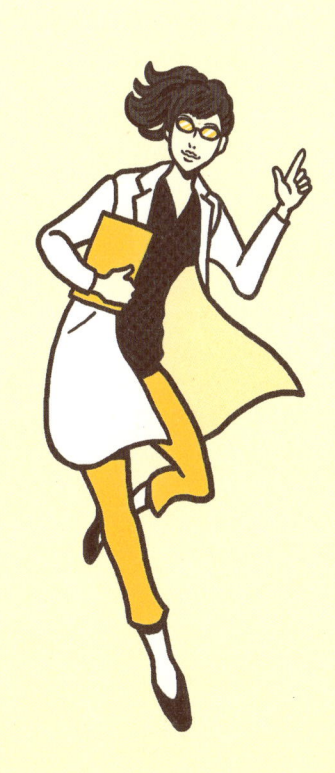

医師主導治験実施の管理に関する業務

　医師主導治験であっても，治験の実施は企業治験とほとんど変わりません．しかしながら，医師主導治験の場合は，モニタリング実施後，モニタリング報告書が治験責任医師と病院長宛に送られてきます（治験責任医師が事前に確認した場合は病院長のみ）．病院長宛に送られたモニタリング報告書は，治験審査委員会で定期的に継続審査として審査する必要があります．

　監査も同様に病院長宛の監査報告書はIRBで審議が必要です．医師主導治験の場合，モニタリング又は監査が適切に実施されたことをIRBも確認することにより，モニタリング，監査及び治験審査委員会が相互に自ら治験を実施する者が行う治験が適切に行われていることを確認する必要があります．また，治験調整事務局にモニタリングや監査が入った場合についても，治験調整医師の施設のIRBでの審議，治験調整事務局が治験実施医療機関ではない施設に設置されている場合は，すべての治験実施医療機関のIRBでの審議を行うなど，実施体制の透明化を図る必要があります（**図1**）．

　医師主導治験を行うには何を準備すればよいのかわからない，という方は，日本医師会治験促進センターのホームページ等にある資料を参考に，医療機関内の規程・標準業務手順書を確認し，どのような標準業務手順書や書式が必要かを決めて作成しましょう．また，医師主導治験は，医療機関の治験責任医師が自ら治験関連文書を作成し，提出し，IRB審議を受け，通知書を保管することが多いので，一つ一つの文書の作成者，提出先，通知書発行先，保管場所等を定め，把握しておく必要があります．書類は膨大に発生しますので，治験事務局やCRCの協力が得られるようにしておきましょう．治験開始後は，企業治験と同様に治験実施計画書等の変更や，安全性情報に関する報告，重篤な有害事象に関する報告，治験実施計画書からの逸脱等の報告があり得ますが，提出物，作成者（提出者），提出先等を把握できていれば，企業治験と大きな違いはありません．

　ただ，企業治験ではモニターがサポートをしてくれることもあったかもしれませんが，医師主導治験でのモニターは役割が違い，医療機関の支援は行いませんので，医療機関の長を始め，治験責任医師，CRC，治験事務局，IRB事務局のみ

なさんが，自ら定めた規定・手順に従って判断し，行動しなくてはならないことを認識しておきましょう．

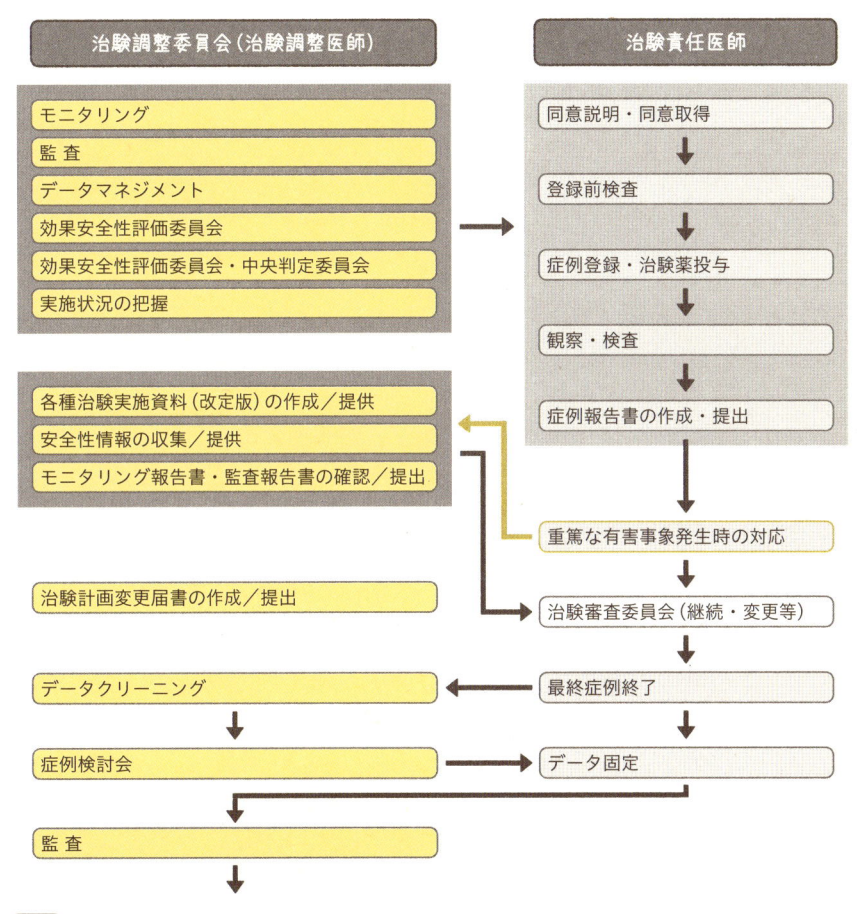

治験調整委員会（治験調整医師）
- モニタリング
- 監査
- データマネジメント
- 効果安全性評価委員会
- 効果安全性評価委員会・中央判定委員会
- 実施状況の把握

- 各種治験実施資料（改定版）の作成／提供
- 安全性情報の収集／提供
- モニタリング報告書・監査報告書の確認／提出

- 治験計画変更届書の作成／提出

- データクリーニング
- 症例検討会
- 監査

治験責任医師
- 同意説明・同意取得
- 登録前検査
- 症例登録・治験薬投与
- 観察・検査
- 症例報告書の作成・提出

- 重篤な有害事象発生時の対応
- 治験審査委員会（継続・変更等）
- 最終症例終了
- データ固定

図1 医師主導治験実施中の業務

治験実施医療機関の実施体制

1 治験責任医師

　企業治験でも医師主導治験でも，治験実施における中心的役割を果たすのは，治験責任医師となります．医師主導治験の場合には自ら治験を実施する者が治験実施医療機関における治験責任医師になりますので，「5章　自ら治験を実施しようとする者・自ら治験を実施する者」で述べた自ら治験を実施する者との役割の違いをよく理解しておくことが必要になります．治験責任医師とは，実施医療機関において治験の実施に関して責任を有する医師又は歯科医師のことをいいます．治験分担医師，治験協力者を指導・監督する役割も担っています．

　この章では医師主導治験における治験責任医師(自ら治験を実施する者)として役割を述べていきます．医師主導治験と企業治験の治験責任医師業務に大きな違いはありませんので，企業治験で治験責任医師を経験したことのある医師・歯科医師ならば，医師主導治験での治験責任医師業務はそれほど難しいことではないと思います．しかし，ここに自ら治験を実施する者としての業務が重なってきますので，ときに混乱を来すことも少なくないと思います．自ら治験を実施する者の業務は企業治験では経験していないことも数多くありますので，GCPと手順をよく理解しておく必要があるでしょう．治験実施医療機関における自ら治験を実施する者の業務は治験責任医師が行うこととなりますので，治験調整医師との業務分担も手順書等で明確にしておきましょう．

　医薬品GCP第42条では治験責任医師の要件を次のように規定しています．
　①治験を適正に行うことができる十分な教育及び訓練を受け，かつ十分な臨床経験を有すること．
　②治験実施計画書，治験薬概要書及び第16条第7項又は第26条の2第7項に規定する文書に記載されている治験薬の適切な使用方法に精通していること．
　③治験を行うのに必要な時間的余裕を有すること．

6 医師主導治験の管理（実施）

　治験を適正に行うことができる十分な教育および訓練とは，GCP及びその他の関連する基準，ガイダンス等を熟知し，遵守できることを意味しています．GCPに記載されている治験責任医師の役割は，GCP第四章治験を行う基準第三節治験責任医師に記載されている項目だけではありません．GCPのほとんどすべてに治験責任医師は登場してきますので，治験計画前にGCP教育，医師主導治験教育は受けておいたほうがよいでしょう．

　治験実施計画書，治験薬概要書は自ら治験を実施する者の作成となりますので，治験調整医師に作成を委嘱していたとしても，その内容を理解していることは当然のことといえます．治験責任医師としても，治験実施計画書内容を理解せずに治験は実施できませんので，治験を実施するに至った背景から，治験の目的，実施方法，評価，解析，倫理的項目まで，すべてにわたり理解しておく必要があります．また，治験薬概要書には，治験薬の特性，毒性試験結果，薬理作用，過去の臨床試験成績等が記載されています．最後に「治験責任医師へのガイダンス」の項目でまとめられていますので，一読し，治験薬提供者がいる場合は，疑問点等は治験薬提供者に確認するなどして，被験者に正しく治験薬を使用し，安全に治験が行えるよう備えておく必要があるでしょう．治験に用いようとしている治験薬を正しく理解し，実施医療機関の関係者に教育する役割も治験責任医師にはあります．

　多くの医師は診療を行いつつ，治験あるいは研究活動を並行して行っています．GCPを読み，理解し，必要文書を作成・提出し，被験者対応・管理，施設内の調整，等々，何もかもを治験責任医師が実施する時間的余裕を作ることは難しいでしょう．どの部分のサポートがあれば実施できるのかを考え，そのためにどれくらいのスタッフがいればいいのかを検討し，協力してくれる他の医師やスタッフに依頼し組織する，これも重要な治験責任医師の責務です．

　治験実施に係る部分，同意取得，登録，治験実施，症例報告書の作成・提出及びIRBへの申請・報告等は，企業治験における治験責任医師の業務と何ら違いはありません．しかし，モニタリングへの対応は企業治験とは異なります．例えば，モニタリング等により治験実施上で疑義が生じた場合には，自ら治験を実施する者つまり，治験責任医師が自身で判断し，治験分担医師あるいは治験協力者に必要な指示を出すことを行っていく必要があります．また，治験実施医療機関で発生したことは治験調整医師あるいは他施設の治験責任医師へ情報伝達することも

必要となります．「治験調整医師」は多施設共同治験において，それぞれの自ら治験を実施する者からの情報を集め，施設間を調整していく役割です．「治験調整医師」を企業治験における「依頼者」と勘違いしている場合も多いですが，医師主導治験の主役はあくまでも各実施医療機関の自ら治験を実施する者（治験責任医師）であり医療機関であることを十分認識する必要があるでしょう．

2　CRC

　CRC（Clinical Research Coordinator，臨床研究コーディネーター）は，今や治験実施においてはなくてはならない存在です．治験実施における中心が治験責任医師であるのに対し，CRCは治験責任医師からの協力依頼を受けて，実施体制づくりから，その調整，被験者の管理等，いかにスムーズに治験実施を可能とするか，実施医療機関内の支援体制の中心的存在となります．前項でも述べたように，医師主導治験の主役は治験責任医師であり，治験実施医療機関ですので，治験責任医師が医師主導治験に参加することを決め，プロトコルを作成する段階から関与していけると理解が深まるでしょう．

　医師主導治験のCRCは，治験責任医師の要件と同様，十分な教育と訓練，実施経験が必要です．医師主導治験では企業治験にはない業務も発生してきますし，GCP上必要な文書の作成も治験責任医師自らが行わなければならず，時に治験責任医師に対してアドバイスを行うことも出てくるでしょう．そのためにもGCPをよく理解し，企業治験での経験をもとに医師主導治験のコーディネート業務に当たっていくのがよいでしょう．

　自ら治験を実施する者による治験計画立案から，治験骨子が確定すると，全体では治験組織体制の構築が始まり，治験責任医師が参加の意思を表明して，医師主導治験に参加します．ここからがCRCとしてのスタートと考えてよいでしょう．治験の各段階でのCRC業務内容について表1にまとめてみましたので参考にしてください．

　企業治験と医師主導治験では，治験開始前の準備段階で大きく違いが出てきます．治験実施という点では同じですが，手続き，対応方法が違う，業務量が多いという理由で医師主導治験への協力は避けたいというCRCも少なくないと思います．しかし，医師主導治験は，今まで見えなかった企業側の手続きがよく理解

表1 医師主導治験各段階でのCRC業務

業務	詳細
治験の準備	● プロトコルのレビュー 　① 人員確保は可能か 　② 治験実施計画書内容に実施できない検査等はないか ● 施設選定調査への協力 　① 医師主導治験の経験は十分か 　② 時間的余裕はあるか
IRB申請前	● 必要書類の作成 　① 症例ファイル（ワークシート等） 　② 署名印影一覧 　③ 被験者名簿 ● 関係する部署（治験薬（機器）管理，検査，医事課，経理課など）への協力依頼 ● IRB開催日，資料提出締切日の治験調整事務局との情報提供方法の確認 ● IRB申請資料の準備，印刷
治験開始前	● 全体キックオフミーティングの参加 ● 作成されているすべての手順書，手引きの内容確認，保管 ● 治験計画届書（控え）の入手 ● 医療機関内スタートアップミーティングの主催
治験開始後	● 被験者対応 ● 治験調整事務局との連携 ● 治験実施計画書等改訂時の対応 ● 症例報告書の作成支援 ● 重篤な有害事象報告支援，逸脱報告 ● モニタリング，直接閲覧の調整，対応 ● 治験責任医師ファイルの保管
治験終了後	● 資料保管 ● 監査対応 ● GCP調査対応

でき，モニターの役割や動きも理解する良いきっかけになると思います．自ら治験を実施する者，治験調整医師，治験調整事務局は，CRCには積極的に医師主導治験に関与してほしいと思っています．

◯ 医師主導治験における情報提供

　企業治験と医師主導治験で大きく違う点は，情報提供です．企業治験の場合はモニターが治験実施計画書等の改訂や，治験運用上の情報を施設に提供していますが，医師主導治験の場合は，治験調整医師／調整事務局から情報が提供される場合と，医療機関側から発信する情報提供があります．治験を進めていく上で，治験実施計画書に関連する情報に施設として改訂が必要になった場合は，治験調整医師／調整事務局に連絡し，指示を受けてください．場合によっては，自施設

のみの治験実施計画書等資料を改訂することもあり得ます．その場合は，医療機関の自ら治験を実施する者（治験責任医師）と協議し，資料を作成してIRB審査に諮り，それを治験調整医師／調整事務局に報告するという流れになります．

重篤な有害事象発生時のCRCの役割

　医師主導治験におけるCRCの最も重要な業務の一つとして，施設にて重篤な有害事象が発生した場合の対応方法があります．重篤な有害事象が発生した場合は，企業治験と同様，その事象を知り得たときから報告期限までのカウントダウンが始まります．企業治験の場合は，治験依頼者，医療機関の長に報告するのが第1段階ですが，医師主導治験の場合は「医療機関の長」と「他の医療機関の治験責任医師」，加えて「治験薬（機器）提供者」に報告することが第1段階となります．報告の方法は治験実施計画書で定められていますが，知り得てから直ちに（おおよそ24時間以内）に報告書その他施設規定の文書を提出する必要があります．医療機関の長からIRB審議への流れは企業治験と同様です．しかし，医師主導治験の場合は，「他の医療機関の治験責任医師」へ報告する際，発生した事象が規制当局への対応が必要か否かの判断とそれに伴う意見書を作成する必要があります．報告を受けた他の医療機関の治験責任医師も同様に，報告書内容から規制当局への対応が必要か否かの判断とそれに伴う意見書を作成しなくてはなりません．多施設共同治験の場合は，各医療機関の治験責任医師からの見解をとりまとめ，規制当局への報告が必要と判断されれば副作用報告書を作成して提出することになりますが，報告には期限が設けられています（**表2**参照）．

　未知でかつ重篤，死亡のおそれがある場合は，発生から7日以内に規制当局への報告を行わなくてはなりませんので，重篤な有害事象が発生した場合は，治験

表2 重篤な副作用発生から規制当局報告までの期限

	未知	既知
死亡	7日	15日
死亡のおそれ	7日	15日
入院又は入院期間の延長	15日	不要
永続的または顕著な障害・機能不全	15日	不要
先天異常	15日	不要
その他上記に準じ，医学的に重要な事象	15日	不要

責任医師の見解を確認と医療機関からの意見書の提出等の流れをいかにスムースに進むようにするか，これがCRCの大事な役割となります．

多施設共同治験の場合は，安全性情報管理システムを利用したり，独自の共有サーバーシステムを利用した報告方法が取られる場合もありますので，重篤な有害事象報告の取扱い手順は治験開始前に必ず確認しておきましょう．

3 治験事務局・IRB事務局

企業治験であれ医師主導治験であれ，治験実施医療機関の治験実施の要は「治験事務局」です．治験事務局は治験実施医療機関内の治験手続き，医療機関の長への報告，IRBへの報告，通知書の発行等，治験におけるあらゆる対応を円滑に進めるために設置された部署です．治験に貢献する治験責任医師や熟練したCRCがいても，治験事務局が機能していなければ治験の流れはストップし，必須文書が紛失したり，報告が遅れたり，といった事故が起こらないとも限りません．医療機関によってはIRB事務局と兼務しているところも多いと思います．

治験事務局は，医療機関内の治験受託体制を整備しなくてはなりません．治験を実施した記録，発生した文書類を紛失しないように保管し，企業治験の場合は治験依頼者に，医師主導治験の場合は自ら治験を実施する者に提出しなくてはなりません．やがて来る監査や規制当局への調査に向けて，すべての治験記録を保存しておかなくてはなりません．治験実施がうまく行っても関係書類の保管が不十分では，その医療機関でのデータが不採用ということにもなりかねません．治験に関連した手続きを定め，文書を確実に保管・管理する，それが治験事務局です．

治験事務局と治験調整事務局は，似たような名称ですが役割は全く異なります．

4 治験審査委員会(IRB)

医師主導治験を始める際には，まずIRB開催時期を一つの目安として計画を立てます．自ら治験を実施する者は，治験実施医療機関の治験審査委員会(IRB)の開催日と審査資料提出の締切日をIRB事務局に確認しておきましょう．

治験調整医師は，多施設共同治験の場合は各治験実施医療機関に対し，治験実

施計画書その他IRB審査に必要な資料の提供を行う必要があります．治験実施計画書その他資料が固定されないとIRB審査に諮ることはできませんので，余裕をもった日程管理を行ってください．治験調整医師から提供された資料及び提供された雛形をもとにして，各実施医療機関のIRB申請書類の作成は，各自ら治験を実施する者が準備します．

　医薬品GCP第15条の7で「実施医療機関の長への文書の事前提出等」について「自ら治験を実施しようとする者は，あらかじめ，次に掲げる文書を実施医療機関の長に提出し，治験の実施の承認を得なければならない」と記載されています．実施医療機関の長への文書の事前提出等としてあげられている文書は，医薬品GCP第30条に規定されているように，実施医療機関において，実施医療機関の長の承認を得る過程で，治験を行うことの適否について治験審査委員会の意見を聴くこと，となっているため，企業治験，医師主導治験にかかわらず，計画している治験が科学的・倫理的に妥当かどうか，第三者による審査が必要となります．

　企業治験と医師主導治験の大きな違いに，IRBの審査を受ける時期があります．企業治験の場合は，企業が治験計画届書を届け出た後，各施設のIRB審査を受けることになりますが，医師主導治験の場合は自ら治験を実施する者が治験実施計画書を作成した後，治験実施医療機関の長に提出してIRBの審査を受け，承認が得られた後，治験計画届の届出を行います．

　治験を実施するにはIRBはどの場面でも必ず必要な機関です．医師主導治験参加を決めた場合には自身の医療機関の治験審査がどのような体制を敷いていて，どのような手続きで審査を行っているのか必ず確認し，不明なこと困ったことは常にIRB事務局に相談していきましょう．

○ 初回審査資料

　GCPに定められている医師主導治験の審査資料は**表3**に記載した資料です（医薬品GCP第15条の7，第32条ガイダンス2）．これ以外にもIRBで提出を求めている文書等もありますので，各施設のIRB事務局に確認し，申請締切までに準備しましょう．治験審査委員会によっては事前審査を行う場合もあります．事前審査までに何をどこまで準備しなくてはならないのか，事前に確認しておきましょう．

　これらの資料は多施設共同治験で行う場合は治験調整医師／治験調整事務局から入手できますが，単施設で実施する場合は，自ら治験を実施する者が準備しな

6 医師主導治験の管理（実施）

くてはなりません．施設にて治験を管理している部署，IRB事務局にも相談しながら準備していきましょう．具体的にどの文書が何に該当するのか，注意点も含めてまとめましたので，参考にしてください．

表3 初回IRB申請資料

GCP記載資料名	作成する資料	注意点
①治験実施計画書	治験実施計画書	自ら治験を実施する者（多施設共同治験の場合は治験調整医師）が作成します．
②治験薬概要書	治験薬概要書	治験薬提供者等から情報を得て自ら治験を実施する者（多施設共同治験の場合は治験調整医師）が作成します．治験薬提供者等がいない場合は，自ら治験を実施する者が必要なデータをまとめて作成します．
③症例報告書の見本	症例報告書の見本	治験実施計画書からその項目が読み取れる場合は提出不要とされています．ただし，IRBの規定等により提出を求められている場合もありますので，事前にIRB事務局に確認しましょう．
④説明文書	説明文書	自ら治験を実施する者（多施設共同治験の場合は治験調整医師）から標準版を入手し，治験責任医師が施設版として作成します．作成の際は，CRC等の協力を得て作成しましょう．
⑤モニタリングに関する手順書	モニタリングの実施に関する手順書 モニタリング計画書	自ら治験を実施する者（多施設共同治験の場合は治験調整医師）が作成します．
⑥監査に関する計画書及び業務に関する手順書	監査手順書 監査計画書	「監査手順書」は，自ら治験を実施する者（多施設共同治験の場合は治験調整医師）が作成します．「監査計画書」は監査担当者もしくは自ら治験を実施する者（治験調整医師）が作成します．
⑦治験分担医師となるべき者の氏名を記載した文書	治験分担医師・治験協力者リスト（統一書式（医）書式2）	あらかじめ治験分担医師・治験協力者とその業務範囲を決定した上で作成します．
⑧治験薬の管理に関する事項を記載した文書	治験薬管理手順書	自ら治験を実施する者（治験調整医師）が作成します．
⑨GCPの規定により自ら治験を実施する者及び治験実施医療機関に従事する者が行う通知に関する事項を記載した文書	医療機関のSOPの記載もしくは「通知に関する事項を記載した文書」の作成	以下の記載が治験実施医療機関のSOPに記載されているかを確認しましょう．記載がない場合は，別途，実施医療機関で「通知に関する事項を記載した文書」の作成が必要です． ● 被験薬に関する安全性情報を知った場合の自ら治験を実施する者から実施医療機関の長への通知についての記載 ● 治験を中断／中止する場合の自ら治験を実施する者から実施医療機関の長への通知についての記載

95

表3つづき

GCP記載資料名	作成する資料	注意点
⑨GCP省令の規定により自ら治験を実施する者及び治験実施医療機関に従事する者が行う通知に関する事項を記載した文書	医療機関のSOPの記載もしくは「通知に関する事項を記載した文書」の作成	● 当該治験により収集された試験データが製造販売の承認申請に利用されないことを知った場合の自ら治験を実施する者から実施医療機関の長への通知についての記載 ● IRBの意見を聴いた場合の実施医療機関の長から自ら治験を実施する者への通知についての記載 ● 重篤で予測できない有害事象に関する報告を受けた場合の実施医療機関の長から治験審査委員会等への通知についての記載 ● 治験中の副作用等に関する報告を受けた場合の実施医療機関の長から治験審査委員会等への通知についての記載 ● 治験の中止／中断に関する報告を受けた場合の実施医療機関の長から治験審査委員会等への通知についての記載 ● 治験の終了に関する報告を受けた場合の実施医療機関の長から治験審査委員会等への通知についての記載 ● 被験者が他の医師により治験を受けていることを知った場合，被験者が治験に参加する旨を当該他の医師への通知についての記載 ● 被験者に有害事象が生じた場合，被験者へ治療が必要であることを通知することについての記載 ● 治験薬の副作用によると疑われる死亡その他重篤な有害事象が発生した場合，実施医療機関の長（多施設共同医師主導治験の場合は，他の実施医療機関の治験責任医師）への報告とともに，治験薬提供者へ報告することについての記載
⑩治験の費用に関する事項を記載した文書	被験者の負担費用について記載した文書	一般的には被験者の負担費用について記載した文書とされていますが，IRBによっては治験に関係する費用すべて（研究費，CRC経費等）の文書を指す場合もあります．
⑪被験者の健康被害の補償に関する事項を記載した文書	被験者の健康被害の補償に関する手順書【治験保険に加入した場合】付保証明書や保険申込書 補償概要	どの資料をIRB資料とするかは施設のSOPに従いましょう． 治験保険に加入した場合は，被験者への説明用に補償概要を作成しましょう．
⑫治験実施医療機関が自ら治験を実施する者の求めに応じて治験に関する記録（文書含む）を閲覧に供する旨を記載した文書	実施医療機関のSOPに記載されているかを確認しましょう．SOPに記載されていない場合は，別途作成が必要です．	モニタリングあるいは監査および規制当局の調査の際に，下記の記録あるいは文書の閲覧に治験実施医療機関が協力する旨の文書となります（閲覧する書類は，治験に関するすべての記録あるいは文書と考えても良いでしょう）．治験実施医療機関のSOPに記載されているかを確認しましょう．SOPに記載されていない場合は，別途作成が必要です．

表3つづき

GCP記載資料名	作成する資料	注意点
⑫治験実施医療機関が自ら治験を実施する者の求めに応じて治験に関する記録(文書含む)を閲覧に供する旨を記載した文書	実施医療機関のSOPに記載されているかを確認しましょう．SOPに記載されていない場合は，別途作成が必要です．	● 原資料 ● 契約書又は承認書，同意文書及び説明文書その他GCPで規定により実施医療機関に従事する者が作成した文書又はその写し ● 治験実施計画書，治験審査委員会等から入手した文書その他GCPの規定により入手した文書 ● 治験薬の管理その他の試験に係る業務の記録 ● 治験の実施に関する重要な事項について行われた書簡，会合，電話連絡等に関する記録
⑬治験実施医療機関がGCP省令及び治験実施計画書に違反することにより適正な治験に支障を及ぼしたと認める場合には，自ら治験を実施する者は治験を中止することができる旨を記載した文書	治験実施医療機関のSOPに記載されているかを確認しましょう．SOPに記載されていない場合は，別途作成が必要です．	GCP及び治験実施計画書に違反した場合の対象は，自ら治験を実施する者を含め治験実施医療機関となります．治験を中止することができることについて治験実施医療機関のSOPに記載されているかを確認しましょう．SOPに記載されていない場合は，別途作成が必要です．
⑭その他治験が適正かつ円滑に行われることを確保するために必要な事項を記載した文書		施設ごとのIRBの手順書を確認し，IRBで必要とされている資料があれば添付しましょう．

⑨，⑫，⑬は，必ず治験実施医療機関のSOPに規定されていることを事前に確認してください．規定されていない場合は，別途書類を作成する必要があります．

治験責任医師のIRBへの出席

申請後はIRBでの審査を受けることになりますが，治験実施医療機関によっては事前審査等が予定されている場合もあります．事前審査等でさらなる資料の提出，資料修正あるいは質問への回答を求められた場合は，IRBまでに準備しておきましょう．

多くのIRBでは，治験責任医師(申請者)の出席を必須としています．出席できない場合は審査が行われないこともありますので，日程を確認しておきましょう．

IRB当日は，想定される質問に回答できるよう，十分な準備をしておくことも重要です．

治験審査結果通知書の入手

審査後は，責任医師は，治験実施医療機関の長が発行する「治験審査結果通知書」

を入手しておきましょう．多施設共同治験の場合は，治験調整医師／治験調整事務局に承認が得られた旨の報告と「治験審査結果通知書」の写しの提供は忘れずに行いましょう．治験実施計画及びその修正がIRBで審査されたこと，IRBの一覧（確認が行われた年月日，並びに委員の氏名及び職名）については，総括報告書に記載が必要となります．治験調整医師／治験調整事務局からの求めがあったにもかかわらず，情報提供をしていない場合は，最終的に各実施医療機関の自ら治験を実施する者がこれらの情報を取りまとめて治験調整医師／治験調整事務局へ提供が必要になることもありますので，IRBの通知書は必ず治験調整医師／治験調整事務局に提供しましょう．また，治験責任医師・治験分担医師の変更に関する情報は，治験計画変更届書に記載して提出する必要があります．各治験実施医療機関は，これらの情報の変更については，必ず治験計画変更届書に記載されていることを確認しましょう．

　入手した「通知書」は治験責任医師が保管すべき文書として重要な文書ですので，適切に保管しておきましょう．

○ 治験開始後の変更申請・継続審査

　治験開始後は，治験実施計画書の変更，安全性情報に関する報告，重篤な有害事象に関する報告，治験実施計画書からの緊急逸脱等が発生した場合，また，医師主導治験の特徴としてモニタリング・監査が行われた場合はその報告書の審査が適切な頻度で必要となります．また，医療機関のIRBの規定により，少なくとも年1回は継続審査が行われます．IRBは，承認した治験の実施状況を常に把握する機関でもありますので，治験中は発生した内容に応じて，必要な資料を準備し，審査を受けるようにしましょう．発生する内容は，治験全体に及ぶものもあれば個々の医療機関のみに発生するものまであります．多施設共同治験の場合には，発生する事象の大小にかかわらず，審査すべきか不明な場合は，治験調整医師／調整事務局への確認，報告を行う必要があります．

○ 治験終了報告

　治験終了後は，治験終了報告書をIRBに提出して，治験が終了したことを報告しましょう．実施医療機関の治験終了報告後，治験調整医師がPMDAに治験終了届書を提出します．

5 その他支援体制

　医師主導治験においてCRC，治験事務局，IRB事務局以外にも多くの部署の支援が必要となります．ここでは，一つの例として関係する部署とその業務内容を述べていきます．治験によっては関係しない場合もありますので，計画している，実施しようとしている治験内容と照らし合わせて確認してください．

　治験を実施する上では欠かせないのが検査です．胸部X線，CT／MRI，血液検査，尿検査，細菌検査，心電図，脳波，聴力検査，呼吸機能，内視鏡，マンモグラフィー，婦人科検査，眼の検査等，治験によってさまざまな検査結果が一つのパラメーターとなり，評価されることになります．受託した治験に必要な項目の検査を行っている部署にも，医師主導治験であることの説明と治験への協力依頼を忘れずに行っていきましょう．

COLUMN ❸ 保険外併用療養費制度

　治験が保険外併用療養費制度の評価療養の一つとして取り扱われていることはご存知かと思います．保険外併用療養費制度適用については，医療事務（医事課，会計課）を管轄している部署が関与してきます．企業治験の場合は，定められた範囲あるいは契約にて定めた範囲の費用を企業に請求していますが，医師主導治験の場合は，自ら治験を実施する者にその請求が発生することになります．

　医師主導治験の場合は，治験薬費用と同種・同効薬費用は保険外併用療養費の支給対象外ですので，治験薬は提供（もしくは購入）され，同種・同効薬費用は研究費等で負担します．検査費用は，被験者自身の保険で支払ってもらうことが一般的です．被験者の費用負担が生じる場合は，説明文書に明記し，納得してもらった上で同意を取得します．

　しかし，治験内容によっては検査費用，薬剤費用等の治療費用を当該治験の研究費等で負担する場合もあります．多施設共同治験では，治験調整医師／調整事務局からどの範囲を負担するか指示がある場合もありますが，治験薬と同種・同効薬の費用以外に発生する治験にかかる費用で，被験者の負担になるか否かを判断するのは，実は各自ら治験を実施する者，つまりは治験責任医師となる場合もあります．その場合は，各医療機関にてその範囲に違いが発生します．その際の費用は，各自に分配された研究費からの支払いとなりますので，かかる費用は事前に算出しておかないと，後々支払いができないということにもなりかねません．その点も十分踏まえて，費用負担を考えていきましょう．

　医療機関内の保険請求の手続き等については，治験責任医師，CRC，医療事務を行っている方々で事前に協議し，開始後に混乱がないようにしておきましょう．

COLUMN ❹ 被験者の負担軽減費

　一般的に，企業治験では被験者の負担軽減費（治験協力費）が発生します．

　治験は通常診療よりも通院回数が増えるから，病院内での拘束時間が増えるから，通常診療にはない検査があるから，プラセボを投与するから，治験薬（機器）という未承認のものを使用するから，精神的な負担等さまざまな理由はあると思います．

　医師主導治験の場合，治験責任医師は，実施しようとしている治験のどの点が被験者の負担になるのかよく吟味する必要があります．企業治験で1来院○○円を支払っているからとか，費用負担をしないと被験者が治験に参加してくれないからというのは，本来支払いを決める理由にはなりません．被験者に支払いをすることが治験参加につながるという考えは，治験への誘導と捉えられます．治験責任医師は，治験実施計画書の内容と治験に参加する被験者の負担及び研究資金をよく考えてから支払の必要性を決めていくべきでしょう．

　医師主導治験において被験者の負担軽減費の支払いを決定した場合は，その費用は研究費からの支払いとなりますので，これも事前に算出が必要となります．治験期間中に何回来院してもらうのか，1回の拘束時間はどれくらいになるのか，検査の負担はあるのか，精神的な負担はあるのか等，あらゆる方向からその負担の程度を測り，金額を決めていくとよいでしょう．また費用の上限を設定する場合には，明確に設定しておきましょう．治験実施医療機関によっては金額の上限が決定されている場合もありますので，CRCや治験事務局に確認しておきましょう．

　被験者への支払い方法は，銀行振り込み，直接手渡し等，医療機関で定めている場合もあります．特に方法がない場合にはCRCや治験事務局，あるいは経理の担当者とも事前に協議しておく必要があります．

スタートアップミーティング

　治験計画届書が受理され，治験薬（機器）が搬入されると，いよいよ治験開始段階に入ります．多施設共同治験では，この段階で「全体キックオフミーティング（全体説明会）」が開催され，治験実施計画書の確認，治験全体の手順の確認，注意事項等の説明がなされます．各治験実施医療機関の責任医師は，CRCへも参加を依頼しましょう．また，CRCは都合がつく限り参加しましょう．全体キックオフミーティング後は，各医療機関においては，治験を円滑に運用するためには，関係者全員が治験実施計画書に対し共通認識をもち，情報を共有する必要がありますので，各医療機関内で治験説明会（スタートアップミーティング）が必要になる場合もあります．説明に用いる資料等は自ら治験を実施する者が作成する場合もありますし，治験調整事務局から入手できる場合もあります．これらを準備するのも自ら治験を実施する者及び実施医療機関です．この説明会は医療機関によって呼び名は違うかもしれませんが，ここでは「スタートアップミーティング」として説明します．

　企業治験では，治験依頼者モニターから治験内容や注意事項の説明を受け，医療機関内の手順の確認を行っていくことが多いと思います．しかし，医師主導治験では治験依頼者はいませんので，治験内容や注意事項の説明，手順の確認は治験責任医師が中心となります．モニターは施設から指名されたモニタリング担当者ですので，司会はもとより，治験実施計画書の説明は行いません．CROにモニタリングを委託した場合であっても，CROモニターは治験依頼者ではありませんので，治験説明等の責は負っていません．医師主導治験の主体はあくまでも医療機関にありますので，治験責任医師はCRC，治験事務局と協働して，スタートアップミーティングを開催しましょう．どうしても自ら治験を実施する者が説明できない場合（自ら治験を実施する者が治験内容を理解していないということなので，本来あってはいけませんが）は，治験調整医師／調整事務局に依頼しましょう．

　スタートアップミーティングには，治験責任医師の他に，治験分担医師，CRC，治験薬（機器）管理者，各検査の担当者，医事課，会計課等の担当者，治

験事務局，IRB事務局等，医療機関内で当該治験に関係する方に集まっていただくのがよいでしょう．また，内部であれ外部委託であれ，モニターは治験の品質管理の一員ですので，スタートアップミーティングにはモニターも同席してもらうようにしましょう．

　スタートアップミーティングは，自ら治験を実施する者が実施医療機関の治験関係者に治験実施に関する教育をする場になります．自ら治験を実施する者が教育した内容を後日きちんと証明できるよう，ミーティングの議題，配布資料，参加者リスト等はきちんと保管しておきましょう．

7

安全性情報の収集は？

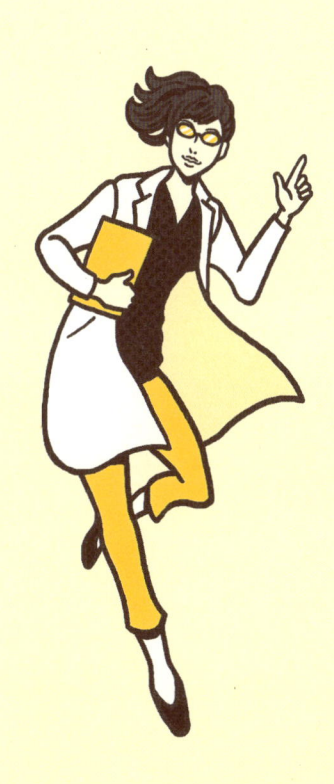

重篤な有害事象の発生時

　医師主導治験の場合，重篤な有害事象発生後，発生した医療機関の自ら治験を実施する者は，速やかに病院長及び治験薬提供者に重篤な有害事象の第一報を報告しなければなりません．多施設共同医師主導治験の場合は，発生した医療機関の自ら治験を実施する者が，病院長及び治験薬提供者に加え，治験調整医師にも重篤な有害事象の第一報を報告しなければなりません．報告を受けた治験調整医師は，すべての医療機関の自ら治験を実施する者に重篤な有害事象の情報を提供し，発生した有害事象が治験薬との因果関係があるか，予測可能な事象であるか等，自ら治験を実施する者の見解を確認します．治験調整医師は，確認した見解をとりまとめ，最終的にPMDAへ報告が必要な事象かを判断します．全員が一致した見解ではない場合（自ら治験を実施する者のうち，一人で未知の事象と判断した場合など），治験調整医師は，副作用報告をPMDAへ行う必要があります（**表1**）．

　副作用報告については期限が決まっているため，のんびりしていると期限に間に合わないことがあります．重篤な有害事象が発生したら，すべての自ら治験を実施する者は，迅速に対応することが求められます．

表1 副作用報告が必要な重篤な有害事象

報告が必要な重篤な副作用（因果関係が否定できない重篤な有害事象）	報告期限
□因果関係に関係なく未知の死亡又は死亡のおそれのある症例	発生後7日以内
□未知の重篤な症例 　①治療のために病院又は診療所への入院又は入院期間の延長が必要とされる症例 　②障 害 　③障害につながるおそれのある症例 　④①から③まで並びに死亡又は死亡のおそれのある症例に準じて重篤である症例 　⑤後世代における先天性の疾病又は異常 □既知の死亡又は死亡のおそれのある症例 □措置報告 □研究報告	発生後15日以内

治験安全性最新報告 (DSUR) の作成

　被験者の安全を担保するために，安全性情報の収集は必須です．

　治験安全性最新報告 (DSUR：Development Safety Report Update) は，1年に1度，被験薬に関する包括的な安全性情報として取りまとめ，定期報告として作成し，PMDAへ提出します．DSUR (ICH-E2F ガイドライン参照) は1つの有効成分ごとに1つ作成することとなっています．製薬企業等が治験を行っている場合については，医師主導治験の情報を提供することで自ら治験を実施する者がDSURを作成する必要はありません (この場合は，事前に製薬企業と協議しておきましょう)．しかしながら，新規医薬品の開発を行っている場合は，自ら治験を実施する者がDSURを作成し，報告しなければなりません．医師主導治験だからといって免除はありませんが，治験実施期間が1年未満の場合は，提出する必要はありません．同一有効成分で複数の医師主導治験を実施している場合は有害事象情報等を取りまとめて1つのDSURの作成が必要となりますので，誰が責任を以てDSURを作成するのか，自ら治験を実施する者同士で事前に協議しておきましょう．

　DSURには，実施中の臨床試験データのみならず，非臨床試験データ，外国臨床試験データ及び市販後データ等についても，集積評価を踏まえた見解及び安全対策を記載する必要があります．当該期間に実施された非臨床試験や外国臨床試験等についても情報収集を怠らない様，事前に情報収集体制を構築しておきましょう．

　DSURは，日本または外国で初めて当該治験の治験の計画が届け出られた日を起算日とし，1年に1回提出 (提出期限は起算日＋60日) となっているため，事前の準備が必要です．また，「治験安全性最新報告概要」「治験重篤副作用症例の発現状況一覧」の治験実施医療機関の病院長への報告は，起算日＋3ヵ月以内に行わなければなりません．これらの書類は作成様式も決まっているため，必ずガイドラインを確認した後，作成に着手しましょう．

関連通知・ガイドライン等参考資料

- 治験安全性最新報告について　　　　　　　　　　　平成24年12月28日　薬食審査初1228第1号
（ICH E2F ガイドライン）
- 治験中に得られる安全性情報の取り扱いについて
　　　　　　　　　　　　　　　　　　　　平成7年3月20日　薬審第227号　厚生省薬務局審査課長通知
- 「独立行政法人医薬品医療機器総合機構に対する治験副作用等報告について」の改正について
　　　　　　　　　　　　　　　　　　　　　　　　　平成17年12月15日　薬食発　第1215003号
- 「独立行政法人医薬品医療機器総合機構設立後の自ら治験を実施した者による治験副作用等報告について」の改正について　　　　　　平成17年10月25日　薬食審査発第1025005号
- 自ら治験を実施した者による治験副作用等報告について
　　　　　　　　　　　　　　　　　　　　　　　　平成25年5月15日　薬食審査発0515第9号
- 自ら治験を実施した者による治験副作用等報告について
　　　　　　　　　　　　　　　　　　　　　　　　平成25年7月1日　薬食審査発0701第21号

8

治験終了から承認申請

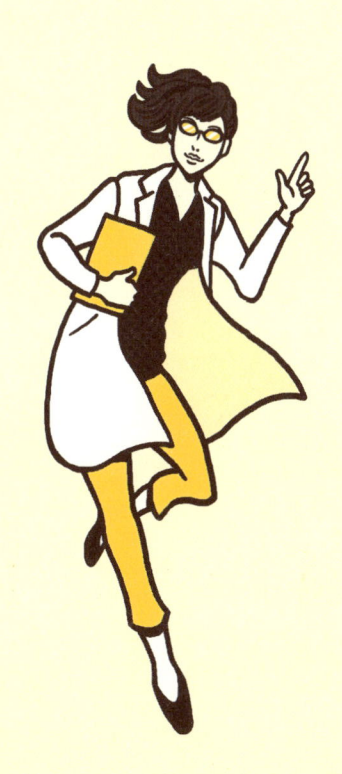

治験終了届

　治験を終了するにあたり，IRBへ治験終了報告書を提出する前には，すべての症例の症例報告書のデータが固定され治験責任医師の署名があること，また，治験薬が医療機関から回収されていなければなりません．さらに，治験実施医療機関の監査を行う場合も，治験終了報告を行う前に実施する必要があります．治験終了報告書をIRBへ提出するタイミングは，治験実施医療機関における新たなデータ修正等が発生しないことを確認し，治験薬を回収し，監査を終了した後となります（**図1**）．

　全ての医療機関のIRB終了後，PMDAへ治験終了届書の提出を行い，治験終了となります．治験終了届書の提出時に総括報告書の作成が終わっている必要はありません．

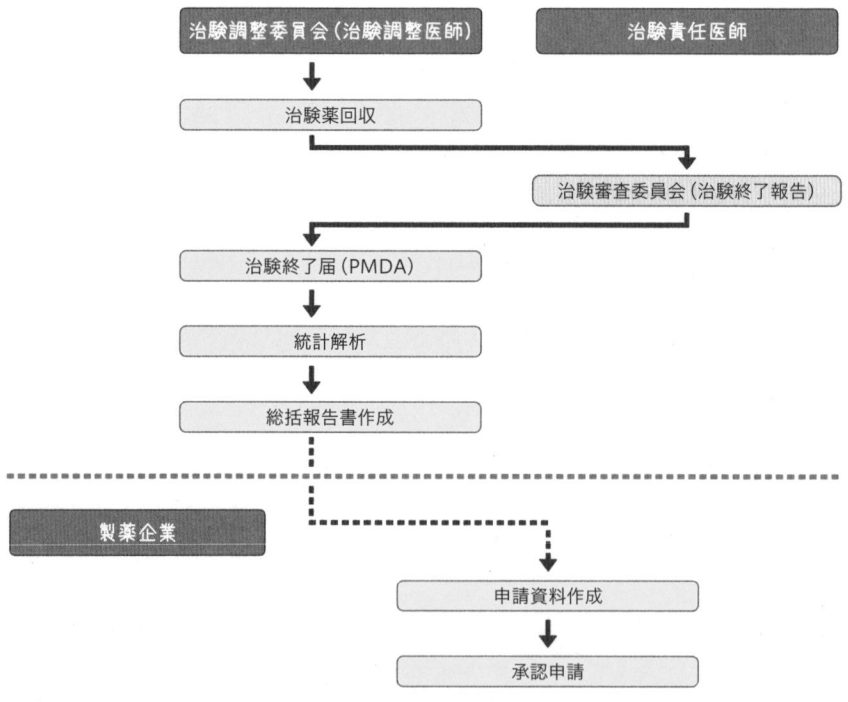

図1 治験薬回収から承認申請までの流れ

文書または書類の保管

　医師主導治験では，企業治験で治験責任医師が保管すべき書類だけでなく自ら治験を実施する者が保管すべき書類もあります（**表1**）．治験の準備から治験の終了時まで，必要な書類が紛失しないよう，担当者を決めて保管を行いましょう．

　多施設共同医師主導治験の場合は，治験調整医師もしくは治験調整委員会が保管し，治験実施医療機関には提供されていない書類もあります．治験調整医師へ委嘱している業務に関する書類は，治験調整医師もしくは治験調整委員会が保管していれば問題ありません．内容を確認したい場合は，治験調整事務局へ連絡して内容を確認しましょう．

　また，医師主導治験を行うに当たり作成した手順書や手引き等は，全ての自ら治験を実施する者それぞれが保管しなければなりません．治験調整医師を設置した場合も，治験調整医師に委嘱していない業務については自ら治験を実施する者それぞれが書類を保管する必要があります．電子媒体で保管する場合は，治験実施医療機関内で電子媒体で書類を保管するための手順書が準備されていること，モニタリングの際に電子媒体で保管されている書類についても閲覧可能とすることが必要です．

　また，治験薬が承認を受けた場合に備えて，治験薬提供者と記録の保管に関する契約等についても取り決めておくとよいでしょう．

表1　医師主導治験で自ら治験を実施する者が保管すべき書類

	内容
CROとの契約	● 秘密保持契約書　　● 見積書　　● 契約書
治験薬提供者との契約	● 秘密保持契約書　　● 見積書（無償提供の場合は不要） ● 契約書
補償・賠償保険会社との契約	● 秘密保持契約書　　● 見積書（無償提供の場合は不要） ● 保険証書　　● 付保証明書
治験実施計画書	● プロトコル検討に関する記録　　● 治験実施計画書の改訂履歴 ● 自ら治験を実施する者の治験実施計画書に関する合意文書

	内容
治験薬概要書	● 治験薬概要書の改訂履歴
説明文書・同意文書（雛形）	● 説明文書・同意文書の改訂履歴 ● 単施設の場合，多施設共同医師主導治験の場合でも各実施医療機関ごとに作成している場合は雛形の保管は不要
症例報告書の見本	● 症例報告書の見本の改訂履歴
標準業務手順書	● 標準業務手順書の改訂履歴
その他マニュアル	● その他マニュアルの改訂履歴
手順書・マニュアルに基づいて必要とされる記録	● 治験調整医師への委嘱書・受諾書 ● 第三者委員会委員への委嘱・受諾書
治験計画の届出に関する記録	● 治験計画届書　　　　　　　　● 治験計画変更届書（控）
モニタリングに関する記録	● モニタリング担当者の指名書　● モニタリング報告書 ● チェックリスト類
安全性情報に関する記録	● 安全性情報管理表　　　　　　● 安全性情報 ● 規制当局に報告した副作用等情報
治験薬の製造・提供・管理に関する記録	● 治験薬の製造記録　　　　　　● 治験薬の品質試験記録 ● 治験薬の割付に関する記録（割付がない場合は不要）
データマネジメントに関する記録	● データマネジメント担当者の指名書 ● データマネジメント業務計画書　● データベース要求仕様書 ● データの品質管理に関する記録　● データ固定に関する記録 ● バリデーションに関する記録　　● データセット移管に関する記録
統計解析に関する記録	● 統計解析担当者の指名書　　　● 解析計画書 ● 解析報告書
検体に関する記録	● 外注検査に関する記録　　　　● 精度管理記録
各種委員会に関する記録	● 中央判定委員会に関する記録 ● 効果安全性評価委員会　審議記録　● 症例検討会に関する記録
症例報告書等に関する記録	● 症例報告書作成・修正の手引き
治験総括報告書に関する記録	● 総括報告書案作成担当者の指名書　● 治験総括報告書 ● 治験総括報告書のレビュー記録
監査に関する記録	● 監査担当者の指名書　　　　　● 監査報告書 ● 監査記録　　　　　　　　　　● 監査証明書
各施設の治験審査委員会に関する資料	● 実施医療機関別IRB書類
施設別その他の資料	● 治験実施医療機関の医師主導治験実施に関する手順書 ● 臨床検査値基準値一覧　　　　● 署名・印影一覧表 ● 逸脱記録　　　　　　　　　　● 説明文書・同意文書 ● 医療機関での治験薬の保管・管理記録 ● 外注検査に関する記録　　　　● 症例登録票 ● 症例報告書（写）　　　　　　● 監査報告書 ● 治験分担医師・治験協力者リスト

統計解析

　治験終了後，収集されたデータは生物統計学の手法を用いて客観的な評価が行われます．統計解析自体は，治験終了後に行う業務ですが，統計解析手法は治験デザインや症例数設定にも影響を与えるため，治験実施計画書を作成するなるべく早い段階から生物統計家の支援は必要です．また，治験薬の有効性や安全性を都合よく解釈していると疑念を抱かれることがないよう統計学的にきちんと証明するために，症例登録前までには，統計解析計画書を作成しておくことが必要です．統計解析計画書には，使用する研究手法，症例数，有意水準，治験の中止基準などを詳細に記述します．治験実施計画書にこれらのことが記載されている場合には症例登録前に統計解析計画書作成していないこともあります．

　治験の中止基準については，生物統計学的な情報に基づいて定義します．また，中間解析を行う場合についても，事前にどのような場合に中間解析を行うのか定義しておく必要があります．中間解析は，最終解析と同じ担当者が行うと，最終解析にバイアスが生じるため，別の担当者が行わなければなりません．統計解析業務については，開発業務受託機関（CRO）に委託することは可能ですが，治験薬提供者である製薬企業で実施してもらうことはできません．

総括報告書の作成

　医薬品GCP第26条の11で，自ら治験を実施する者は，治験を終了しまたは中止した時は総括報告書を作成しなければならない，とされています．また，その作成については手順書に従って作成されなければならないため，事前に手順を決めておく必要があります．さらに，総括報告書は，規制当局の求めに応じて提出できるよう，監査証明書を添付した状態で保存しておく必要があります．

　治験の総括報告書については，「医薬品の臨床試験の実施に関する基準」（平成元年10月2日薬発第874号薬務局長通知）により，治験実施計画書ごとに作成することとされています．ICH-E3ガイドライン"Structure and Content of Clinical Study Report"に基づいて作成することが求められていますので，事前にガイドラインの内容を確認しておくことが必要です．総括報告書の目次にしたがって治験実施計画書を作成しておくことは，総括報告書の作成の一助となります．

　総括報告書の内容を事前に確認し，IRB審査結果通知書等，治験実施中に入手が必要な書類に関しては，その都度入手するように準備しておきましょう．

　また，多施設共同治験の場合は検査基準値が各実施医療機関で異なるため，総括報告書は実施医療機関ごとの臨床検査データを記載することになります．中央測定が可能な場合は，基準値も1つであるため総括報告書の臨床検査データの記載も容易になります．総括報告書の作成を容易にするために，中央測定の利用を検討しても良いかもしれません．

申請資料作成と承認申請

　医薬品の承認申請を行うには，国際共通化資料 コモン・テクニカル・ドキュメント(CTD)を作成しなければなりません．CTDの構成については5つの部(モジュール)で構成されています．第1部(モジュール1)については申請する国や地域ごとに特異的な部分となっています．第2部から第5部まで(モジュール2から5まで)は，外国への申請でも共通な部分です．このガイドラインに従うことにより，規制当局が受入れ可能な様式で提出することになります．2016年10月以降に新規申請を行う医薬品については，XMLファイルやPDFファイル，Excelファイルなどから成り立つ電子ファイル(eCTD)で申請を行うよう義務付けられる予定となっています．

　eCTD作成の際は，様式が決まっていますので，事前に様式を確認し，プロトコル等については，eCTD形式で作成しておくと申請資料として使用する際にフォーマットを修正する等の手間が省けます．

第1部(モジュール1) 申請書等行政情報及び添付文書に関する情報
第2部(モジュール2) CTDの概要(サマリー)
第3部(モジュール3) 品質に関する文書
第4部(モジュール4) 非臨床試験報告書
第5部(モジュール5) 臨床試験報告書

　医師主導治験の場合，医師だけでは承認申請は行うことはできません．したがって，承認申請を行う製薬企業と相談の上，治験を実施していくことが求められます．

医師主導治験が終了したら

　医師主導治験が完全に終了したら，治験実施中にどのような書類を作成したのか振り返り，作成の経緯がきちんとわかるようにしたうえで書類を保管しましょう．また，保管する書類については書類一覧を作成し，必要時にすぐに取り出せるようにしておくとよいでしょう．

　治験終了時の書類整理を行う中で，第三者が見て書類作成の経緯が不明瞭なものが見つかった場合は，正確な記憶が残っているうちに，経緯を記載した書類を作成し，メール等の補完書類もあわせて残しておきましょう．

　治験で実施した医薬品が承認を受けた場合には，承認取得者に記録の保管義務が生じるため，承認取得者と承認後のデータ保管について契約等を結んでおくことも必要になります．

　一方，開発中止等で記録の保存の必要がなくなった場合は，その旨を実施医療機関の長及びIRBの設置者に通知しなければなりませんので，連絡を忘れないように行いましょう．

COLUMN 5 CDISC

　CDISC（Clinical Data Interchanges Standards Consortium，臨床データ交換標準コンソーシアム）は，臨床試験データ及びメタデータの取得，交換，保管をサポートするデータ交換基準を確立した，世界的，オープンで幅広い領域からなる非営利組織のことです．FDAが膨大な治験申請データを確認する中で，形式や表示が書類によって異なり審議に多くの時間を費やしていることを打破するために発足したのがCDISCです．プロトコル計画から申請までを標準化，IT化することで，データ交換を容易にすることが可能となります．FDAではすでにCDISC化が行われていますが，日本でも平成28年度から，新薬申請でCDISCによる申請資料の提出が求められるようになるでしょう．平成32年度からは全新薬申請でCDISC標準準拠の臨床試験データの提出が義務化されます．

⊕ 関連通知・ガイドライン等参考資料

- 薬物に係る治験の計画の届出等に関する取扱いについて　　　　平成12年8月1日 医薬審第908号
- 「薬物に係る治験の計画の届出等に関する取扱いについて」の一部改正について
  　　　　　　　　　　　　　　　　　　　　　　　　平成15年6月12日 医薬審発第0612004号
- 「自ら実施する薬物に係る治験の計画の届出等に関する取扱いについて」の一部改正について
  　　　　　　　　　　　　　　　　　　　　　　　平成17年10月25日 薬食審査発第1025001号
- 「薬物に係る治験の計画の届出等に関する取扱いについて」の一部改正について
  　　　　　　　　　　　　　　　　　　　　　　　平成20年3月21日 薬食審査発第0321001号
- 「臨床試験のための統計的原則」について　　　　平成10年11月30日 医薬審 第1047号
- 医薬品の臨床試験の実施の基準の運用における必須文書の構成について
  　　　　　　　　　　　　　　　　　　　　　　　　　　平成16年10月18日 事務連絡
- 医療機器の治験に係る文書又は記録について　　　　平成25年7月30日 事務連絡
- 治験に係る文書又は記録について　　　　　　　　　平成25年2月14日 事務連絡
- 治験関連文書における電磁的記録の活用に関する基本的考え方について
  　　　　　　　　　　　　　　　　　　　　　　　　　　　平成25年7月1日 事務連絡
- 治験の総括報告書の構成と内容に関するガイドラインについて

  　　　　　　　　　　　　平成8年5月1日 薬審第335号 厚生省薬務局審査課長通知
- 「治験の総括報告書の構成と内容に関するガイドライン」に関する質疑応答集(Q&A)について
  　　　　　　　　　　　　　　　　　　　　　　　　　平成24年10月18日 事務連絡
- 医薬品GCP実地調査の実施要領について
  　　　　　　　　　　　　　　　　　　　　平成26年11月21日 薬食審査発1121第1号

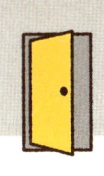

索　引

欧文

- ADME …………………………………… 21
- ARO（Academic Research Organization） ………………………………………… 30, 38
- CRC（Clinical Research Coordinator） … 76, 90
- CRO（Contract Research Organization） ………………………………………… 30, 38
- CTD（Common Technical Document） ……115
- DISC（Clinical Data Interchanges Standards Consortium） …………………………… 116
- DSUR（Development Safety Report Update） ………………………………………… 107
- EDC（Electronic Data Capture） ……… 57
- GCP（Good Clinical Practice） ………… 11
- ──教育 ………………………………… 89
- GLP（Good Laboratory Practice） …… 18
- ──適合施設 ………………………… 18
- GMP（Good Manufacturing Practice） … 23
- ICHガイドライン ……………………… 11
- ICH-GCP ………………………………… 13
- ICH-M3ガイドライン ………………… 18
- ICH-S7Aガイドライン ………………… 20
- IRB（Institutional Review Board） …… 76
- ──事務局 …………………………… 93
- PL保険 …………………………………… 70
- PMDA（Pharmaceutical and Medical Devices Agency） …………………………… 5, 30
- SDV（Source Data Verification） ……… 56

あ 行

- 安全性情報管理システム ……………… 93
- 安全性薬理試験 ………………………… 20
- 医師主導治験 …………………………… 4
- ──保険 ……………………………… 70
- 一般毒性試験 …………………………… 22
- 医薬品GCP ……………………………… 11
- 医薬品医療機器総合機構 ……………… 5
- 医薬品医療機器等法 …………………… 10
- 医療機器GCP …………………………… 11
- 因果関係 ………………………………… 106

か 行

- 開発戦略 ………………………………… 29
- 監査 ……………………………………… 59
- 監査証明書 ……………………………… 114
- 監査報告書 ……………………………… 86
- 管理責任者 ……………………………… 5
- 企業治験 ………………………………… 4
- 共同IRB ………………………………… 76
- 業務委託契約書 ………………………… 39
- 継続審査 ………………………………… 98
- 健康被害の補償 ………………………… 69
- 検査費用 ………………………………… 100
- 検証的試験 ……………………………… 28
- 効果安全性評価委員会 ………………… 63
- 個別面談 ………………………………… 47

さ 行

- 再生医療 ………………………………… 14
- 再生医療等製品GCP …………………… 11
- サンプリングSDV ……………………… 57
- 事前面談 ………………………………… 47
- 実施体制 ………………………………… 32
- 市販後調査 ……………………………… 2
- 重篤な有害事象 ……………………… 92, 106
- 仕様書 …………………………………… 39
- 承認取得者 ……………………………… 116
- 情報提供 ………………………………… 91
- 症例登録 ………………………………… 60
- 審査資料 ………………………………… 94
- スタートアップミーティング ………… 102
- 精度管理 ………………………………… 81
- 生物統計家 ……………………………… 62
- 説明文書 ………………………………… 71
- 全体キックオフミーティング ………… 102
- 総括報告書 ………………………… 110, 114

た 行

- 体内動態 ………………………………… 21
- 対面助言 ………………………………… 47
- 他の医療機関の治験責任医師 ………… 92

119

探索的試験 …………………………… 28	付保証明書 …………………………… 70
治験 …………………………………… 2	プロジェクトマネジメント ………… 6
治験安全性最新報告 ………………… 107	プロジェクトマネジャー …………… 31
治験協力費 …………………………… 101	プロトコル委員会 …………………… 66
治験計画届 …………………………… 94	ヘルシンキ宣言 ……………………… 10
治験計画届書 ………………………… 77	変更申請 ……………………………… 98
治験計画変更届書 ………………… 77, 98	報告責任者 …………………………… 5
治験実施計画書 ……………………… 66	保険外併用療養費制度 ……………… 100
治験事務局 …………………………… 93	保険証書 ……………………………… 70
治験終了届書 ………………………… 110	補償概要 ……………………………… 70
治験終了報告書 ……………………… 98	補償責任 ……………………………… 69
治験審査委員会 ……………………… 72	補償措置 ……………………………… 69

	ま 行	
治験責任医師 ……………… 53, 57, 88, 92		
治験審査結果通知書 ………………… 97	自ら治験を実施しようとする者 …… 4, 53	
治験調整委員会 …………………… 5, 54	自ら治験を実施する者 ……………… 5, 53	
治験調整医師 ……………………… 5, 53	メディカルライティング担当者 …… 62	
治験調整事務局 …………………… 6, 55	モニタリング ………………………… 56	
治験保険 ……………………………… 69	──計画書 ………………………… 56	
治験薬GMP ………………………… 44	──手順書 ………………………… 56	
治験薬概要書 ………………………… 68	──報告書 ……………………… 57, 86	
治験薬提供者 ………………………… 56		

治験薬費用 …………………………… 100	や 行
中央判定委員会 ……………………… 64	
中央モニタリング …………………… 57	薬剤費用 ……………………………… 100
直接閲覧 ……………………………… 56	薬事戦略相談 ………………………… 47
手順書 ………………………………… 65	薬物動態試験 ………………………… 18
データマネジメント ………………… 60	薬物濃度 ……………………………… 21
手引き ………………………………… 65	薬理学的試験 ………………………… 18
同意文書 ……………………………… 71	薬効薬理試験 ………………………… 20
統計解析計画書 ……………………… 113	予算獲得 ……………………………… 44

同種・同効薬費用 …………………… 100	ら 行
特殊毒性試験 ………………………… 22	
毒性試験 ……………………………… 18	利益相反 ……………………………… 75
独立データモニタリング委員会 …… 63	臨床研究 ……………………………… 2
届出代表者 …………………………… 5	──コーディネーター ………… 90
	臨床試験 ……………………………… 2

は 行	──登録 ………………………… 74
	臨床薬理試験 ………………………… 28
賠償責任 ……………………………… 69	倫理審査委員会 ……………………… 10
被験者の負担軽減費 ………………… 101	

非臨床試験 ………………………… 18, 46	わ 行
品質管理責任者 ……………………… 5	
副作用報告 …………………………… 106	割付業務 ……………………………… 60

編者・著者紹介

内田英二（うちだえいじ）
オランダ国ライデン大学病院CHDRにて複数の臨床試験を実施．製薬企業のメディカルコンサルタントとして，300件以上のプロトコル作成・安全性報告・総括報告書作成等に関与する．日本臨床薬理学会理事，昭和大学 教授／研究推進室 室長，医学博士．

須崎友紀（すざきゆき）
徳島大学，大分大学にて治験，臨床研究のプロジェクトマネジメント業務に従事．大阪大学医学部附属病院未来医療開発部・九州大学ARO次世代医療センターにて医師主導治験・先進医療のプロジェクトマネジャー，治験調整事務局業務に携わる．2015年より九州大学ARO次世代医療センター特任講師．薬剤師．

川村芳江（かわむらよしえ）
昭和大学，北里大学のIRB事務局，臨床試験支援センターにて数多くの治験，臨床研究を経験し，2013年からCROにて臨床研究，医師主導治験，再生医療治験等のマネジメントに携わる．エイツーヘルスケア株式会社臨床試験推進グループ長．臨床検査技師．

医師主導治験 START BOOK　　©2016

定価（本体2,500円＋税）

2016年1月1日　1版1刷

編　者　内田英二
著　者　須崎友紀
　　　　川村芳江

発行者　株式会社　南山堂
　　　　代表者　鈴木　肇

〒113-0034　東京都文京区湯島4丁目1-11
TEL 編集(03)5689-7850・営業(03)5689-7855
振替口座　00110-5-6338

ISBN 978-4-525-70441-4　　Printed in Japan

本書を無断で複写複製することは，著作者および出版社の権利の侵害となります．

〈(社)出版者著作権管理機構 委託出版物〉
本書の無断複写は著作権法上での例外を除き禁じられています．複写される場合は，そのつど事前に，(社)出版者著作権管理機構（電話 03-3513-6969，FAX 03-3513-6979，e-mail: info@jcopy.or.jp）の許諾を得てください．

スキャン，デジタルデータ化などの複製行為を無断で行うことは，著作権法上での限られた例外（私的使用のための複製など）を除き禁じられています．業務目的での複製行為は使用範囲が内部的であっても違法となり，また私的使用のためであっても代行業者等の第三者に依頼して複製行為を行うことは違法となります．